La rationalité
de la médecine traditionnelle en Afrique

Études africaines

Collection dirigée par Denis Pryen

Dernières parutions

Mariella VILLASANTE CERVELLO, *Le passé colonial et les héritages actuels en Mauritanie, État des lieux de recherches nouvelles en histoire et en anthropologie sociale*, 2014.

Abdoulaye Aziz NDAW, *Sécurité pour l'émergence du Sénégal*, 2014.

Patrick HINNOU, *Négocier la démocratie au quotidien,* 2014.

Chrysostome CIJIKA KAYOMBO, *Quelles stratégies pour une éducation idéale en Afrique ?*, 2014.

Augusto OWONO-KOUMA, *Les essais de Mongo Beti : développement et indépendance véritable de l'Afrique noire francophone*, 2014.

Augustin Jérémie DOUI-WAWAYE, *Repenser la sécurité en République centrafricaine*, 2014.

Martin ELOUGA (dir.), *Les Tikar du Cameroun central. Ethnogenèse, culture et relations avec les peuples voisins*, 2014.

Mohamed Abdoulay DIARRA, *Profession : marabout en milieu rural et urbain. L'exemple du Niger*, 2014.

Charles-Pascal TOLNO, *Afrique du Sud, Le rendez-vous de la violence,* 2014.

Koffi Matin YAO, *Famille et parentalité en Afrique à l'heure des mutations sociétales*, 2014.

Titus MWAMBA KALEMBA, *La qualité de l'éducation dans les écoles secondaires et centres professionnels salésiens de Lubumbashi. Résultats d'une enquête*, 2014.

Théophile ZOGNOU, *Protection de l'environnement marin et côtier dans la région du golfe de Guinée,* 2014.

Lambert MOSSOA, *Où en est l'urbanisation en Centrafrique ?*, 2014.

Marc-Laurent HAZOUMÊ, *Réinventer l'Université. Approches de solutions pour l'emploi des jeunes au Bénin*, 2014.

Hygin Didace AMBOULOU, *Le droit des sûretés dans l'espace OHADA*, 2014.

Bernard-Gustave TABEZI PENE-MAGU, *La lutte d'un pouvoir dictatorial contre le courant de la démocratisation au Congo-Kinshasa*, 2014.

Hygin Didace AMBOULOU, *Le droit du développement et de l'intégration économique dans l'espace OHADA*, 2014.

Hygin Didace AMBOULOU, *Le droit des sûretés dans l'espace OHADA*, 2014.

Simon-Pierre E. MVONE-NDONG

LA RATIONALITE DE LA MEDECINE TRADITIONNELLE EN AFRIQUE

L'Harmattan

Du même auteur

Bwiti et christianisme, approche philosophique et théologique, 2007
Médecine traditionnelle. Approche éthique et épistémologique de la médecine au Gabon, 2008
Imaginaire de la maladie au Gabon, 2009
Médecine et recherche publique au Gabon, 2009
La nature, entre rationalité et spiritualité, 2008
Melan et christianisme, 2011
Santé et précarité au Gabon. Le système santé gabonais comme un texte, 2011

5-7, rue de l'École-Polytechnique ; 75005 Paris
http://www.harmattan.fr
diffusion.harmattan@wanadoo.fr
harmattan1@wanadoo.fr
ISBN : 978-2-343-05235-9
EAN : 9782343052359

Introduction

En Afrique, on est en phase avec une médecine, non de la maladie, mais de l'esprit et surtout du sacré ; et les pratiques de cette médecine agissent en premier lieu sur l'esprit, afin d'améliorer la santé du corps. Dès que la santé, c'est-à-dire l'ordre normal ou l'intégrité générale du corps ou de l'esprit, est entamée, le tradithérapeute examine d'abord l'arrière-plan socioculturel dans lequel s'intègre toute l'histoire de son patient. La question à laquelle il se soumet pourrait être la suivante : qu'est-ce qui, en cet individu, aurait le pouvoir de lui permettre de se comporter de telle ou telle autre manière, qui puisse se déterminer comme maladie ?

Ce pouvoir ne saurait relever de la raison, car le monde auquel le tradithérapeute accède n'admet pas l'objectivation : il n'y a pas de distance entre le sujet et son objet, ce qui pourrait caractériser la rationalité.

Par contre, en identifiant les objets, les techniques, les méthodes qu'il utilise pour soigner (parvenir à la résolution des problématiques de l'existence des individus), le praticien traditionnel de la médecine s'occupe des questions qui concernent le mystique et le spirituel. Pour approfondir son diagnostic ou pratiquer des soins, il utilise : initiations dites mystiques et spirituelles, avec prises de plantes psychédéliques (iboga), voyages mystiques, chants mystiques et invocations divines.[1] Ce qu'il utilise, ce sont les instruments de musique traditionnelle (tam-tam, cithare, boissons alcoolisées,

---

[1] ATOME RIBENGA : *La tradition bwitiste au Gabon,* Libreville, 2004, p. 32.

tabacs, plantes médicinales, etc.), toute chose qui relève de l'émotion !

Cette dynamique de la pensée prend en compte le tout (le corps et l'esprit), en considérant que la vie est sacrée et que l'homme est, lui-même, une vie reçue et qu'il convient de défendre, donc de protéger.

Dans cette perspective, le tradithérapeute ne peut donc pas envisager un traitement médical, sans se référer au monde des esprits. D'où la nécessité de percevoir l'évocation de la généalogie comme une chaîne formée de plusieurs anneaux représentant des vies (de nos ancêtres), liant l'individu au monde de l'invisible.

L'amélioration du bien-être physique et moral de l'individu et de la collectivité ne peut être envisagée en dehors des principes éthiques fondamentaux qui sous-tendent toutes les catégories du sacré dans une société. Ainsi, dans la rencontre entre les deux médecines (occidentale et africaine), parler de la médecine traditionnelle reviendrait à convoquer, pour ce qui est de la médecine africaine, la part du sacré. Car, **en Afrique, le pouvoir de guérison est garanti par le sacré** et c'est la raison pour laquelle la société fait appel à des intervenants spécialisés dans des types spécifiques de souffrance. Dans cette perspective, le savoir-faire des guérisseurs a pour enjeu d'engager le patient dans un processus qui fait intervenir des paroles et des gestes symboliques. L'activité thérapeutique vise donc, non seulement le rétablissement de la santé, mais également à replacer, par des abréactions, le « patient dans un système humain, comprenant les vivants et les morts ; et cosmique, intégrant les esprits du cosmos et diverses instances proches du divin[2] ». **Le sacré**

---

[2] GUEULLETTE (J.-M.) : « Guérir : un désir, un rêve ; une fonction sociale, entre compétence et charisme ; un don gratuit ou un devoir

est donc, en Afrique, ce qui fonde la tradition et permet de dire qu'une médecine, en Afrique, est traditionnelle ou non.

Or, dans la perspective occidentale, le qualificatif de « traditionnel » consiste dans une histoire qui conduit la médecine de son état dit « empirique » à un statut de *science expérimentale*. Il est question de l'utilisation d'un savoir scientifique, rationnel, systématisé, cohérent, ouvrant à la connaissance des phénomènes observables dont elle détermine les régularités. Cette médecine n'est donc qu'une médecine scientifique au sens où l'entendait Claude Bernard. Elle est une médecine qui se constitue « (...) par voie expérimentale, c'est-à-dire par l'application immédiate et rigoureuse du raisonnement aux faits que l'observation et l'expérimentation nous fournissent[3] ».

De fait, l'Europe est elle-même installée dans une tradition qui l'éloigne du sacré, réclamant ainsi une pratique médicale qui exige un savoir-faire technique et scientifique. Ce savoir-faire est mis en œuvre à travers les gestes de soins, dans un contexte où l'hôpital n'est plus, comme au Moyen-âge, animé par une finalité religieuse. Cette médecine occidentale, réduite à un travail scientifique, n'est plus habitée par le sentiment religieux qui caractérise certaines sociétés non occidentales. Finalement, parler de médecine traditionnelle, dans un pays occidental, revient à désigner une médecine classique

---

moral », in GUEULLETTE (J.-M.) : *Le pouvoir de guérir. Enjeux anthropologiques, théologiques et éthiques*, Revue d'éthique et théologie morale, Paris, Cerf, 2011, p. 28.

[3] cf. BERNARD (Cl) : *Introduction à l'étude de la médecine expérimentale,* Paris, Flammarion, 1984.

aux déterminations scientifiques, expérimentales et technologiques : la médecine dite moderne.

Le vocable « traditionnel » renvoie, en conséquence, à l'esprit général et à la manière dont un peuple s'exprime pour vaincre la maladie et faire reculer la mort. Dans ce cas, toute médecine demeure traditionnelle tant qu'elle s'exerce conformément aux représentations du corps et de l'homme dans sa communauté. D'ailleurs, l'étude des médecines ouvre sur la connaissance des visions du monde, de l'homme, de la nature organisée, déterminant ainsi, selon leur degré, toute médecine à n'être qu'une ethnomédecine.

Le sacré dans l'acte thérapeutique

Dès lors, qu'est-ce que ce sacré qui détermine les actes de soins et qui garantit la démarche de guérison dans la médecine africaine ? Ce sacré se rapporte à un sentiment religieux, c'est-à-dire à la foi en un être supérieur, auteur de la vie, qui conditionne le succès des actes thérapeutiques. Pour cet être, toute action médicale devient un acte religieux, d'autant plus que l'acte médical relève d'un ordre symbolique. On ne s'étonnera donc pas de constater l'effet de renforcement, à travers un rite thérapeutique, des liens entre les hommes et les dieux. La démarche de guérison ouvre l'accès au sacré par le biais de divers intermédiaires qui veillent sur l'équilibre physique et moral des individus et de la collectivité. La référence au roman de Camara Laye, *L'enfant noir*[4], est à cet effet fort illustratif du rapport de l'homme au sacré. Il présente le serpent comme un intermédiaire garant, au

[4] LAYE (C.) : *L'enfant noir*, Yaoundé, Plon, 1953.

quotidien, de l'équilibre de toute une communauté. La mère de Laye, consciente des possibles perturbations que peut engendrer un conflit entre le serpent protecteur du clan et l'enfant, lui explique ceci : « Ce serpent n'est pas un serpent comme les autres : il ne te fera aucun mal ; néanmoins, ne contrarie jamais sa course... » Car il est « le génie de ton père », cause de sa supériorité dans la caste des forgerons et garant de sa prospérité. La relation avec le serpent, et partant avec la nature, illustre à suffisance l'importance du sacré dans la société africaine anté-coloniale.

En conséquence, les pratiques thérapeutiques de cette société prennent leur force et tout leur sens dans le processus de sanctification en cours dans l'acte thérapeutique. Ce processus met en scène les intermédiaires invisibles dont le rôle est d'obtenir la bénédiction et la protection des dieux, en faveur du patient. Malheureusement, la période postcoloniale est celle de la rupture avec le sacré. Et c'est cette rupture qui est rendue par les romans africains de la seconde génération (1960-1975). On y met en scène un sacré en péril, en raison de la rencontre des civilisations : un télescopage entre la culture de l'Européen et celle de l'Africain, qui révèle une expérience bouleversante et même traumatisante.

Fort de ce qui précède, le traditionnel ne renvoie donc pas à une forme d'opposition qui figerait un système thérapeutique dans le temps comme si la culture qui le produit n'était pas dynamique. On ne saurait, à cet effet, réserver le qualificatif de « moderne » qu'à la seule médecine occidentale, au risque de plaider en faveur du sentiment de supériorité qui caractérise les pays d'Occident. Ils s'étaient donné pour vocation de « civiliser » tous les peuples en les assimilant. Ils ont, ainsi, fait croire que les systèmes de médecines, autres que biomédicaux, sont inférieurs ou inefficaces.

Le sacré se retire

Le titre du roman de Chinua Achebe, *Le monde s'effondre*[5], est fort illustratif du déphasage et du désenchantement de ce monde traditionnel. En effet, l'auteur y décrit, de façon saisissante, la nostalgie d'un *sacré qui, autrefois, préservait la vie des Africains, mais qui, aujourd'hui, tend à s'effondrer.* Il nous présente l'univers *ibo* dans sa spécificité, de manière à proposer, comme une vue kaléidoscopique, une image de la société africaine traditionnelle en déclin.

Précisément, dans la première partie de son roman, il présente les traits caractéristiques de cette société traditionnelle marquée par un train de vie reposant sur le rythme des saisons et dont la cohérence est fondée sur un système de valeurs immuables jamais mis en doute. Dans cette société, la vie individuelle était insérée dans le tissu compact des rapports sociaux et interpersonnels qui garantissaient la sécurité de chacun, tout en définissant le profil de la collectivité.

La stabilité était assurée à chacun, à travers un engagement collectif des individus dans les activités cognitives autant que pratiques, qui n'étaient jamais abandonnées aux caprices individuels. En fait, quelle que soit l'activité menée dans cette société, la preuve de l'efficacité de sa démarche religieuse ou magique, tirait sa

---

[5]ACHEBE (C.) : *Le monde s'effondre,* trad. Michel Ligny, Paris, Présence Africaine, 1966.

validité dans le fait du groupe, dans la majorité de ses membres.

Or, à partir du moment où l'individu devient une valeur sociologique fondamentale, la société peut craindre pour sa cohésion, d'autant plus que ses intérêts ne coïncident plus avec ceux du groupe, du point de vue de la gestion des espaces. Achebe regrette alors la mise en péril des espaces sacrés qui, en permettant le rapprochement entre le sujet et le sacré, justifiaient la nature des rites en Afrique. La tradition renvoie donc au sacré en tant que repère stable dans un univers de signification où l'homme traditionnel africain se sent en confiance.

En conséquence, le qualificatif « traditionnelle » accolé à la médecine qu'exercent les autochtones nous interpelle. Il faut analyser les actions, la mise en application d'un savoir-faire thérapeutique passé, depuis fort longtemps, dans les habitudes. **Pour l'Afrique, la médecine ouvre l'homme au sacré et c'est la raison pour laquelle elle se pratique dans des espaces religieux réservés aux initiés et interdits aux profanes.** Parmi ces espaces privilégiés qui servent de médiation entre l'homme et le sacré, et qui sont utilisés par les tradithérapeutes, on peut citer : la forêt, les cours d'eau (rivière, étang, lac, etc.), la montagne, les grottes, les chutes d'eau, etc.

En fait, malgré la dévastation de la nature, la sacralité de ces espaces privilégiés demeure une réalité socioculturelle en Afrique. D'ailleurs, alors que les exploitants forestiers profanent la forêt par des coupes sauvages, les villageois de certaines régions concernées se mobilisent souvent pour défendre l'inviolabilité de ces espaces sacrés. Car, ce sont des lieux où, depuis des générations, ils exécutent certains rites initiatiques et/ou thérapeutiques. C'est le cas par exemple du roman, *Le chant du lac*[6], d'Olympe Bêly-Quénum, qui présente la nature, notamment le lac, un espace sacré, en cela qu'il est le refuge des dieux. La civilisation pourrait, par conséquent s'entendre comme une prise du pouvoir de l'homme sur la nature, mais l'expression de l'éloignement des dieux. De fait, lorsque l'homme a besoin de l'intervention directe des dieux pour un problème donné, il doit, pour cela, chercher dans la nature les lieux où ceux-ci se manifestent[7].

De même, une promenade dans la forêt de la Monda (au nord de Libreville, au Gabon) nous a permis de participer à une cérémonie initiatique. Au cours de celle-ci, les initiés étaient amenés à couvrir la forêt de plantes sacrées, après avoir sacrifié des bêtes. C'est une cérémonie qui prend tout son sens, particulièrement « lorsque la lune est sur le point d'être pleine[8] ». En ces lieux dits sacrés, les tradithérapeutes présentent un tableau de significations qui laisse envisager la *nature* comme un océan de symboles qui font sens. Le sacré s'exprime en ces lieux à travers un symbolisme, simpliste d'apparence, mais qui permet à l'initié d'entrer en communication avec les êtres invisibles. Et, si le tradithérapeute prétend dialoguer avec les arbres et les herbes de la forêt, c'est parce que cet espace autorise une lecture des chiffres de la transcendance. Dans cet espace où la nature s'adresse à l'homme à travers un langage symbolique, tout a un sens, et Senghor peut alors affirmer que : « Tout est signe et sens en même temps pour les Négro-africains. Chaque

---

[6] BELY-QUENUM (O.) : *Le chant du lac,* Paris, Présence Africaine, 1965

[7] La nature n'est pas, ici, l'environnement, mais la forêt entendue comme l'habitacle des dieux et des génies.

[8] OWONDO (L.) : *Au bout du silence,* Paris, Hatier, 1985, p. 8.

être, chaque chose, mais aussi la matière, la forme, la couleur du pagne, la forme de la Kora, le dessein des sandales de la mariée, les pas et les gestes du danseur, le masque (…)[9] ». Il s'en suit donc que détruire l'espace sacré, c'est détruire un certain mode d'existence qui détermine la manière de vivre des gens d'une communauté et qui donne sens aux pratiques thérapeutiques du monde ancestral.

L'exécution des chants, le battement des mains et la mise en branle des tam-tams, des harpes et des cithares, situent l'homme dans la perspective d'existence, non pas scientifique, mais artistique. Cela dit, dans le sacré, le rationaliste est perturbé en raison du langage symbolique et chiffré qui, comme le dirait Kant, est subtil. Mais la nature ne nous parle-t-elle pas toujours que symboliquement dans ses belles formes[10] ?

Cette infériorité serait relative au fait que les autres systèmes de santé, qu'ils qualifient maintenant de parallèles ou traditionnels, ont pour fondement les croyances. Le qualificatif de traditionnel serait ainsi détourné de son contexte, pour justifier sournoisement le rejet des pratiques et des comportements jugés irrationnels pour un esprit rationaliste. Il en résulte, à propos du système thérapeutique africain, des préjugés partagés par la plupart des Occidentaux et transmis de génération en génération, en Occident.

D'où la conviction que l'esprit humaniste doit conduire le monde occidental à partager son savoir-faire biomédical avec ces peuples que la mission civilisatrice occidentale

---

[9] SENGHOR (L. S.) : *Postface aux Éthiopiques* (hommage à M. Griaule), Paris, Hermann, 1987.

[10] KANT (E.) : *Critique de la faculté de juger,* Paris, Vrin, 1979, p. 133. Et *Critique de la faculté de juger,* Paris, Gallimard, 1985, p. 253.

devait délivrer de l'ignorance entretenue par la pratique des « sorciers ». Ceux que l'on appelle « sorciers », ce sont des personnes qui se chargent de lutter contre la maladie dans les autres communautés culturelles. Pour Yvette Parès, « on continue de penser que leur savoir, s'ils en ont vraiment un, n'est que superstition, gris-gris, incantations mêlées des connaissances empiriques dénuées de toute rationalité. On évoque des cérémonies étrangères, incompréhensibles, qui majorent encore le sentiment du mépris[11] ». Il est, par conséquent, évident que celui qui veut connaître l'Afrique doit étudier l'univers du *non-dit*, c'est-à-dire le monde de la nuit, celui du secret et auquel se réfère la sorcellerie.

---

[11] PARES (Y.) : PARES (Y.) : *La médecine africaine. Une efficacité étonnante. Témoignage d'une pionnière,* Paris, Yves Michel, 2004, p. 13.

Des imaginaires de la santé

De la rationalité

Lorsqu'on s'engage dans une recherche portant sur la santé en Afrique, on doit s'attendre à étudier l'arrière-plan culturel de la société négro-africaine en essayant toujours de garder à l'esprit qu'il s'agit de penser ou de concevoir des pratiques thérapeutiques pour l'homme dans son intégralité. Quelle est leur perception de l'homme et de la société ? Il s'agit donc de tenter de comprendre le système explicatif et de gestion de la vie dans la société africaine, afin de rendre possible l'exécution d'une stratégie en santé publique qui corresponde à la « *conception,* weltanschauung » que les populations négro-africaines se font de leur *univers et de la place qu'elle y occupe dans leur vie, et donc de la relation qu'elles entretiennent avec leur système thérapeutique* ». `

Dépassant les problèmes de vocabulaire, il importe fort bien d'inviter à respecter « la valeur qu'elles accordent à la maladie et à la souffrance, la traduction qu'elles donnent de leurs symptômes, la conception qu'elles se font de la mort et la fonction qu'elles attribuent aux thérapeutes[12] ». Qu'en est-il précisément d'une Afrique qui utilise deux médecines qui se développent parallèlement et ayant chacune son système de représentation, alors même que la philosophie sous-jacente aux soins de santé primaires consiste en la construction d'un système thérapeutique d'approches complémentaires ?

---

[12] BRELET (Cl) : *Les médecines sacrées,* Albin Michel, Paris, 1992, pp. 302-303.

Tout donne à voir que notre interrogation porte sur deux systèmes de pensée donnant lieu à deux médecines fonctionnant, l'une sur le mode de la raison et l'autre sur celui de l'imaginaire, de sorte que le choix de la rationalité risque d'avaliser l'hégémonie de la médecine moderne sur la médecine traditionnelle. En effet, considérant que la rationalité et l'imaginaire sont deux sources de la connaissance humaine, nous sommes invités à pacifier les rapports entre la médecine moderne et la médecine traditionnelle, pour réaliser les objectifs de la Déclaration d'Alma-Ata en 1978 : viser l'intégration de la médecine traditionnelle (l'imaginaire) dans le système de santé moderne (rationalité).

Cet objectif implique la complémentarité entre les deux médecines si tant est que nous nous accordions pour reconnaître que la foi est le fondement de la médecine traditionnelle tandis que la raison dessine les contours de la médecine moderne. Rationalité et imaginaire correspondraient ainsi à deux médecines, la médecine moderne et la médecine traditionnelle et l'on s'accordera avec Jean-Paul II pour affirmer que : « La foi et la raison sont comme les ailes qui permettent à l'esprit humain de s'élever vers la contemplation de la vérité[13] » et reconnaître par le même coup que la santé est avant tout un « fait social total ». Cela dit, en posant la médecine moderne et la médecine traditionnelle comme deux sources pour la prise en charge de l'homme malade, on se lance vers une interrogation philosophique qui nous situe au cœur des préoccupations de l'homme perturbé par la maladie et vivant dans un espace socioculturel non occidental.

---

[13] cf. JEAN PAUL II : *Fides et Ration,* préambule

Dès lors, questionner la santé dans le cadre de la société négro-africaine, n'est-ce pas envisager la question à partir d'une posture qui, elle-même, est incommode pour le penseur. Cela dans la mesure où il serait inconfortable de penser ce qui est harmonieux, rationnel à partir de « l'irrationnel » ce, dans un contexte de malaise grave : celui de l'aliénation dont sont victimes les Africains partagés entre la culture ancestrale et les besoins de la société moderne.

Un prêtre de la Compagnie de Jésus, Meinrad Hebga, décrit bien ce contexte avec un ton incisif en montrant que les Africains « reçoivent tout de la providence occidentale : l'enseignement, les méthodes d'enseignement, les programmes, les rites, les langues, les uniformes et les règles de leur usage, les sentiments d'amitié ou d'inimitié vers tel groupe social, politique, militaire ou religieux[14] ». Ainsi, de même, ils reçoivent les médicaments pour la médecine que leur apporter l'Occident.

L'actualité de ce propos est d'autant plus pertinente que l'on ne trouverait pas trivial de signaler les difficultés qu'éprouvent les centres de santé africains à prendre en charge les patients en raison des difficultés d'ordre pratique liées au transfert et à l'utilisation des connaissances et des technologies biomédicales que les techniciens locaux ne maîtrisent pas. Pour illustrer ce malaise, nous prenons pour exemple, au cœur de Libreville et dans le deuxième arrondissement de la capitale gabonaise, l'exemple de l'Hôpital spécialisé de

---

[14] cf. HEBGA (M.) : *Personnalités africaines et catholicisme,* Présence Africaine, Paris, 1963 (préface, p. 7 – 15)

Nkembo qui, au-delà des questions infrastructurelles, n'a pas d'eau courante et d'électricité. En fait, dans sa livraison du samedi 26 et dimanche 27 octobre 2013, le quotidien gabonais d'information *L'union,* on note le propos suivant du directeur de cet établiss*ement sanitaire :*

> *Depuis notre prise de fonction en 2011, nous avons constaté que cet hôpital qui, à l'époque, servait au traitement de la tuberculose, la trypanosomiase et la lèpre, ne traite aujourd'hui beaucoup plus que des cas de tuberculose. C'est un hôpital à vocation nationale. Il renferme plus de 150 agents, un laboratoire, une pharmacie, 40 lits d'hospitalisation, des services administratifs et une radiologie, fermé en ce moment. L'appareil est tombé en panne. Nous attendons pour le budget 2014 d'avoir une nouvelle inscription pour l'achat d'une nouvelle radio. Dans notre structure sanitaire, on retrouve aussi le programme élargi de vaccination (Pev.) (...) depuis que nous sommes à la tête de cette structure, on n'entend plus parler de la vente de médicaments et de vaccins. Nous attendons surtout davantage d'appui de la part de notre tutelle, pour que le personnel puisse s'épanouir et s'occuper, plus que par le passé, des malades*[15].

Ce propos nous permet, de manière saisissante, d'entrevoir l'état du système de santé gabonais à l'intérieur du pays, une image des pays plus pauvres que le Gabon en Afrique. On y aperçoit les problèmes d'ordre technique et éthique, qu'il suffirait d'exposer afin de se rendre compte que la médecine moderne ne se déploie pas avec tout ce qu'elle comporte de technicité et d'exigences

---

[15] Propos de Francklin Tsangamba Ngouomi, recueillis par E. Ebang Mvé, in *L'Union,* du samedi 26 et dimanche 27 octobre 2013.

intellectuelles, scientifiques et technologiques en dehors du territoire occidental. On note que pour beaucoup de ces praticiens, cette médecine n'est qu'un cadre pour la réalisation d'« intérêts » scientifiques mineurs, les véritables intérêts sont en politique. Pour preuve, beaucoup de savants sont généralement ailleurs, n'ayant d'intérêts majeurs que pour la politique ou des vacations dans des cliniques privées. À regarder le comportement que certains affichent, on déduirait que ce n'est que par « chance » que la société leur offre toute possibilité de satisfaire « leurs intérêts par le biais de la science, grâce à la science[16] », dans un contexte où la compétence au travail n'est généralement pas récompensée.

La difficulté

Leur pratique de la médecine va souvent à l'encontre – lorsqu'on observe leurs prescriptions – des intérêts du patient : ils prescrivent aussi bien les médicaments que les examens biologiques et radiologiques que les patients ne peuvent réaliser dans leur environnement immédiat. On peut ainsi parler, non pas de la compétence des médecins en matière d'interprétation de l'imagerie médicale, mais en matière d'accessibilité aux actes. Dans la plupart de ces centres hospitaliers où l'on voit bien écrit *laboratoire médical ; radiologie*, il n'y a de laboratoire ou de radiologie que l'écriteau. Une fois l'examen exigé par le médecin réalisé, le patient doit aller ailleurs – parfois il parcourt des kilomètres de route – pour une interprétation plus rassurante. Il a généralement recours à un cabinet privé où, souvent, il ne sera pas surpris de rencontrer le

---

[16] BLOCH (A.-L.) : *Médecine technique, médecine tragique. Le tragique, sens et destin de la médecine moderne,* Seli Arslan, Paris, 2009, p. 119.

médecin-prescripteur ou le technicien de laboratoire qui lui a prescrit l'examen.

Le plus curieux est que beaucoup de médecins n'ont suivi aucune formation pour interpréter avec compétence les résultats de l'imagerie médicale et, pourtant, ils prescrivent, alors même que ce qu'ils demandent à leurs patients comme type d'imagerie n'est pas physiquement accessible dans leur environnement. Ainsi, si certains examens biologiques sont à faire dans des laboratoires médicaux à l'étranger (ce qui est impensable pour quelqu'un qui est en France), de même que le cas du scanner demeure encore un luxe pour beaucoup d'Africains.

Certains étudiants africains en médecine terminent leur formation sans se pencher devant un appareil d'imagerie par résonance magnétique (I.R.M.) qui, pourtant, a été mis au point depuis 1973. Donc, l'énumération des quelques manquements qu'un directeur d'hôpital africain nous présente ne peut refléter, pour nous, qu'une sorte de paysage que peut représenter la nature, mieux la manière dont la médecine technoscientifique s'exporte en Afrique.

On est dans un contexte où la plus grande partie du personnel hospitalier est affairé à ne rien faire, un peu partout dans l'établissement ou se livrant, dans le pire des cas, et ce qui n'est pas rare – comme le suggère le directeur lui-même – à la vente illicite des médicaments et des vaccins – à la corruption.

Recours à la MT[17]

Le contexte oblige les patients, qui ne peuvent accéder à tous ces examens dont l'interprétation ne répond pas souvent à leur questionnement, à aller chercher ailleurs. Cet ailleurs, c'est le tradipraticien. Or, dès qu'on entre dans le domaine du tradipraticien, l'on se heurte à la modernité, au point d'avoir la mauvaise conscience à un double niveau, en raison du télescopage des cultures : la religion et la science. Que l'on entraperçoive ici la double dimension de la connaissance – imaginaire et spiritualité – et les enjeux des représentations des pandémies comme le paludisme, le VIH-sida et la tuberculose qui déciment gravement les populations africaines et compromettent sans mesure l'avenir et la vie socio-économique.

Du coup, la problématique de la santé cesse de n'être appréhendée du seul point de vue des enjeux médico-pharmaceutiques, devenant ainsi une question relative au développement intégral de justice. C'est la raison pour laquelle il convient de la poser, dans toute sa gravité, en regard des transformations d'une société africaine qui, suivant un modèle de modernité étranger à ses valeurs traditionnelles, se développe en s'opposant ou en s'éloignant des valeurs de ses traditions.

D'une manière générale, ces valeurs étrangères – comme la médecine académique – proposées à l'Afrique en tant qu'aspect de la modernité, sont de style et de contenu visiblement discutables techniquement, et politiquement impossibles à acquérir si l'on est pas du côté de ceux qui ont le pouvoir et qui piochent dans les

---

[17] MT, nous avons là, l'abréviation de la médecine traditionnelle de même que MM voudrait signifier : médecine moderne.

caisses de l'État. Lorsqu'un membre de la famille est sérieusement malade, tout le monde participe à la causation, mais la somme est souvent nettement inférieure à ce qui leur est exigé. Si l'on se livre à la médecine traditionnelle, ce n'est donc pas parce qu'elle coûte moins cher, mais par nécessité. Il y a donc un lien étroit entre santé et précarité. Et c'est dans ce contexte qu'il importe de poser la problématique de l'accessibilité aux soins, en rappelant que la santé est un problème fondamental pour la famille africaine.

La famille

Tout en étant enracinée dans les croyances ancestrales, la famille africaine – au sein de laquelle se déroule tout apprentissage en médecine traditionnelle – conserve une définition globale de la santé. Pourtant, contradictoirement à ses croyances et à ses pratiques, la famille en tant que premier et petit noyau de toute société et communauté humaines, reste la première et indispensable école de formation aux pratiques thérapeutiques de la médecine traditionnelle.

C'est dans la famille que l'on s'initie aux rites initiatiques où l'on apprend le sens d'appartenance et d'identité, de solidarité et d'hospitalité, mais aussi de respect des interdits et des codes de la vie que véhiculent les temples de médecine traditionnelle qui, dans ce texte, nourriront notre intelligence. L'histoire de ces pratiques thérapeutiques traditionnelles est liée, depuis la colonisation, à celle de la médecine académique en raison de la formation de cette société plurielle que compose désormais l'Afrique.

Le colonisateur ayant imposé sa rationalité, la famille africaine va donc recourir officiellement à une médecine moderne dont elle ignore les présupposés épistémologiques. Cette médecine oppose à ses croyances, le rejet de l'imaginaire, faisant ainsi le choix culturel de prendre en charge la maladie et non pas l'homme. Cette médecine technoscientifique académique moderne qui soigne différentes formes de maladie tout en accentuant, sur le territoire africain, les injustices et les inégalités dans l'accès aux soins. Et, ses fondements épistémologiques, mais aussi ses principes éthiques, ne correspondent pas toujours à la culture de ceux qui la pratiquent, de sorte que cette médecine dite moderne ne répond pas aux questions que lui pose le malade africain qui, même déclaré médicalement en bonne santé, finit par recourir à la médecine traditionnelle.

Cette médecine expansionniste, à l'aune de la mondialisation des valeurs, impose à l'Afrique un système de santé dont les pratiques thérapeutiques ne correspondent donc globalement pas à sa vision du monde. Dès lors, poser la question de la santé dans ce contexte suppose que l'on introduise une politique qui articule deux conceptions de la santé dans une même stratégie pour ne pas réduire l'homme à une seule dimension : la rationalité.

Ce qui est important, c'est donc de comprendre, après observations sur le terrain africain, et de faire admettre aux politiques que d'autres systèmes thérapeutiques peuvent être tout aussi efficaces que la médecine moderne. Pour ce qui est de la médecine traditionnelle, elle sera utile en matière de prévention, à condition que le travail scientifique fournisse plus d'informations sur les pratiques thérapeutiques des nganga. C'est donc à un exercice d'interprétation qu'il convient de se livrer pour savoir dans quel domaine des sciences sociales on peut exploiter –

pour le bien de l'homme malade – quelques pratiques de la médecine traditionnelle. Le champ de la médecine est, à cet effet, – à l'instar de ce qu'ont été la poésie et la littérature pour Senghor et les autres chantres de la négritude – ce terrain ouvert aux échanges et au partage des valeurs de civilisations.

La philosophie

Ainsi, le présent travail invite à observer, sur un plan méthodologique, que la philosophie est une discipline qui se situe au carrefour de plusieurs types de rationalités. Elle n'est donc pas vouée à une réflexion en chambre. Elle est bien apte à affronter les grandes problématiques concrètes du monde contemporain, ce qui invite à clarifier les attentes des populations à l'égard de la médecine. G. Canguilhem ne disait-il pas que : l'homme de toutes les cultures et de toutes les nations attend « de la médecine une introduction à des problèmes humains concrets[18] » ? Le problème concret que nous avons choisi d'évoquer dans ce travail est celui de la santé dans le continent africain. Un problème qui hante, comme un fantôme, les populations africaines. De fait, le présent acte philosophique prend sens en tant que contribution à la pensée du destin africain. Un destin sans doute menacé par de multiples épidémies et pandémies que la médecine traditionnelle, en raison de sa méthode holistique et de sa définition si large de la notion de maladie, se propose de prendre en charge[19].

---

[18] CANGUILHEM (G) : *Le normal et le pathologique,* Paris, Quadrige, P.U.F., 1991, p.7.

[19] Les maladies de l'Afrique sont : pauvreté, VIH-sida, paludisme, corruption – , et autres maux à cause desquels l'Afrique va mal. La problématique de la santé en Afrique hante le monde entier, comme les fantômes, elle terrorise tout le continent.

Il est alors déplorable que sur le terrain des actes tangibles ne soient pas posés en faveur de la reconnaissance de cette médecine dite traditionnelle et de l'implication de ses acteurs dans les politiques de soins de santé primaires. D'ailleurs, on peut constater aujourd'hui que le ministère de la Santé publique du Gabon organise les réformes du système de santé national sans prendre en considération ni les interventions ni les préoccupations des acteurs de la médecine traditionnelle.

Aspects de la médecine traditionnelle

Un défi et les malentendus

L'Afrique doit résolument se tourner vers son avenir en empruntant la voie de la modernité tout en évitant les pièges, notamment au niveau du transfert des technologies : le développement de l'Afrique doit tenir compte des préoccupations de ses populations. Cette orientation est contradictoire à la situation actuelle où les pays d'Afrique se dotent de structures hospitalières de troisième génération sans avoir préparé leurs populations à leur utilisation et sans un personnel compétent. C'est en utilisant ses ressources qu'elle assumerait son histoire.

Jusqu'alors l'Afrique qui fournit la matière première, importe les médicaments pharmaceutiques, pendant que l'OMS lui demande de produire les médicaments traditionnels améliorés (MTA), à un moment où l'Asie produit du générique. Cela s'entend comme si l'Afrique n'avait pas, comme l'Europe, le devoir de se saisir de la raison pour résoudre ses problèmes de santé. En conséquence, beaucoup de tradithérapeutes se replient sur eux-mêmes refusant de collaborer avec les chercheurs, qu'ils soient Africains ou Occidentaux.

Mais si l'on doit avancer, il importe de dénoncer l'attitude de ces tradithérapeutes qui refusent d'échanger sur leurs savoirs pour des raisons – peut-être pertinentes, –, mais qui ne laissent pas évoluer la science et, partant, l'Afrique. Certes, ils sont victimes de multiples abus au point que certains d'entre eux préfèrent mourir avec leurs secrets au lieu de s'exposer inutilement devant les caméras et risquer leur vie. Pour beaucoup d'entre eux, les praticiens de la médecine moderne n'ont pas de considération pour leurs pratiques, car, estiment-ils, le fondement de leur médecine, c'est l'esprit, fondement que les modernes rejettent dans le panier de l'imaginaire. Ces Africains modernes se comportent – tout en étant en Afrique – avec la même dynamique intellectuelle que les Occidentaux. Ils se réclament cartésiens, n'apportant que peu de considérations à leurs pratiques et, contradictoirement, voulant s'emparer de leurs savoirs pour un enrichissement personnel.

Donc, leur véritable ennemi, c'est l'industrie pharmaceutique occidentale et les prédateurs déguisés en chercheurs travaillant pour certaines firmes pharmaceutiques qui pourraient revenir vendre leur produit après avoir breveté la molécule. Estimant que l'OMS travaille pour une industrie de la collecte des recettes, et fort de cet *a priori,* les tradithérapeutes s'en méfient. Pourtant, au regard de l'évolution de la société et de la science, les besoins en santé de l'homme font appel aussi bien à la médecine occidentale qu'à la médecine traditionnelle. Au regard de leurs limites, les deux médecines s'interpellent mutuellement et, pourtant, médecins et tradithérapeutes se méfient les uns et les autres. Le contexte socioculturel gabonais, avec ses différentes ethnies[20] et rites initiatiques qui impliquent des représentations de la santé, est différent de celle qui s'exprime en milieu hospitalier moderne.

Mais pour ne pas être étranger dans cet espace, l'espace architectural nécessite, pour une explosion de sens et de compréhension pour tous, que l'on puisse envisager une médecine d'approche thérapeutique complémentaire. Il suffirait ainsi d'observer les différentes colonies humaines pour se rendre compte de la profusion des imaginaires formant les espaces où, selon leurs manières, les hommes prennent en charge la santé des leurs. Il y a une rencontre entre les traditions ancestrales, leurs imaginaires et la rationalité, ensemble qui compose une identité à la médecine. Il est donc question d'une société qui a besoin d'acquérir les facilités de la modernité tout en restant les pieds enfoncés dans ses traditions : l'homme peut donc à la fois prendre place autour d'une table dans un hôtel à cinq étoiles et danser autour du feu.

On retrouverait, en premier lieu, une architecture dont le tissu de significations qui ne laisse insensibles ni les modernes ni les traditionalistes. On insiste sur le fait qu'il faut adapter l'architecture à l'environnement, de manière à respecter l'écosystème des riverains pour que l'on permette à l'imaginaire des patients et de tous de se développer sans agressivité. Beaucoup de Gabonais venant de l'intérieur du pays se sentent agressés en entrant au Centre Hospitalier de Libreville, en regardant ces blocs de béton qui forment les mûrs de ce qu'il appelle, en langue vernaculaire, *la maison du médicament* (en fang, *NDA mbiang*). Son dépaysement est ainsi trop brutal pour le Gabonais en provenance de la province et même des

---

[20] Pour une superficie de 267 667 km^2, le Gabon compte environ, 40 ethnies, si certaines ne sont pas encore connues. Les ethnies des populations pygmées, par exemple, sont encore à mettre en valeur

quartiers non urbanisés. Ainsi il s'agit de penser la construction d'un univers hospitalier à partir d'une éthique d'hospitalité en pensant accueillir les malades en provenance de la forêt dans un milieu, dans un espace, qui soit conforme à leur manière d'habiter.

Donc, penser la médecine interculturelle, c'est d'abord envisager l'aménagement de l'espace hospitalier en tant que lieu de la prise en charge des malades en fonction d'une architecture qui fait sens pour l'homme que l'on prend en charge. L'œuvre du docteur Albert Schweitzer[21] est un signe dans cette perspective. Le village-hôpital du docteur Schweitzer est un lieu où les populations de l'intérieur du Gabon qui venaient se soigner se sentaient chez eux. Elles vivaient en harmonie avec leur environnement fait d'animaux de la basse-cour, une forêt à proximité, où les parents du patient pouvaient s'approvisionner en viandes et à côté du grand fleuve Ogooué qui charriait du poisson à foison. Mieux, il y avait un espace où les malades pouvaient enterrer leurs morts, élément fondamental dans la vie du Négro-africain.

En fait, l'hôpital doit manifester, par son organisation spatial, la diversité, c'est-à-dire la manière dont les hommes ont, de façons différentes d'habiter, de s'habiller, de se nourrir dans leur pays : *nous avons toujours mal compris la raison pour laquelle on donnait des pommes de France aux malades hospitalisés du Gabon, alors qu'il y a des fruits locaux.* D'ailleurs, très souvent, ceux qui n'ont pas l'habitude d'en consommer les mettent dans des tiroirs, en attendant de les remettre à leurs visiteurs, dans l'après-midi. La médecine interculturelle est aussi

[21] cf. SCHWEITZER (A.) : *Ma vie et ma pensée,* Paris, Albin Michel, 1960

l'utilisation de la médecine traditionnelle dans la médecine moderne (ce que nous verrons au long du texte).

Lorsqu'on regarde les grandes réalisations de l'État en direction de la santé dans les pays comme le Gabon, on peut voir de façon significative le décalage qu'il y a entre la culture et l'institution hospitalière. Cela donne lieu à interprétation psychologique, écologique dans la mesure où le rapport des usagers à l'espace, c'est-à-dire au lieu, met en jeu des sentiments de frustration, de mépris, etc., et des sentiments de vie commune que sont : la haine, la jalousie, la vanité, etc.

Mais, il est aussi question de moderniser les espaces de soins de santé de la médecine traditionnelle : les temples en modernisant les lieux d'administration des soins qui concourent à la structuration, à la conservation, mais aussi et surtout au rétablissement des équilibres vitaux de l'homme, tel qu'il est perçu à travers ses multiples dimensions. Cette modernisation des temples, ou villages thérapeutiques, constitue le socle formel de la médecine du multiculturalisme, en ce sens qu'elle induit une transformation du point de vue, non seulement de la perception du médecin traditionnel, mais encore du point de vue du soutien psychologique que l'on est en droit d'attendre du praticien. C'est l'architecture symbolique du village qui conduit la vie de la communauté : originairement, on aurait un bâtiment avec une dépendance occupée par une accoucheuse traditionnelle ou un tradithérapeute, un médecin ou un collaborateur qui observe les malades et rend compte à l'équipe médicale.

La médecine interculturelle instaure une méthode de revalorisation de la culture et son appropriation par tous les praticiens des soins de santé modernes et traditionnels. De fait, la maîtrise de la médecine ne consisterait désormais plus simplement dans la maîtrise du geste soignant, mais en plus, et surtout, dans la maîtrise des us et coutumes ancestraux des populations auxquelles l'on propose des soins. Le fait, pour un soignant, d'être capable de comprendre la vision du monde et/ou le mode d'organisation de la culture de ses patients, doit constituer, pour tout praticien, un prérequis incontournable. En effet, que ce soit sur le plan théorique ou sur celui de leurs pratiques, ces prérequis constituent la garantie d'une meilleure intégration des valeurs de la modernité dans la mentalité des hommes et des femmes de la communauté. En retour, l'investissement de la culture dans le système de santé moderne permettrait aux Africains de comprendre le système de fonctionnement même de la médecine officielle. Car, la médecine occidentale, pour beaucoup de citoyens gabonais, apparaît encore comme la chose du Blanc, comme si les Négro-africains ne pratiquaient pas, avec science, cette médecine.

Cela explique la promotion d'une recherche-développement basée sur l'observation des phénomènes vivants et non seulement sur des préceptes scientifiques. Il faudrait partir des besoins avérés et élémentaires pouvant expliquer les conduites humaines des populations, en vue d'établir les fondements épistémologiques de la médecine en Afrique. Cela, à partir de la façon dont les communautés gèrent leur vie et leur santé. Il est donc question de réaliser le bien-être des populations sur la base d'une philosophie de la médecine.

Cette philosophie se construit à partir d'une étude approfondie des fondements épistémologiques, éthiques, anthropologiques et religieux de l'être-au-monde négro-africain. Cette philosophie de la médecine devrait mettre au point un système de recueil des données, qui s'appuie sur des rapports d'activités des différents acteurs de la médecine. Sa finalité consistera à générer des informations fiables encore inconnues et qui ne sont pas prises en compte dans les statistiques officielles. Cela, en vue de concevoir un protocole de prise en charge des malades, inspiré des données recueillies dans le monde africain.

La tradition : la référence au passé

Le traditionnel induit, en conséquence, la mobilisation d'un savoir-faire et d'un savoir-être qui puisent la valeur de leur authenticité dans un passé lointain dont les principes sont sacrés. Le qualificatif de « traditionnel », associé à la médecine africaine et, plus largement, à des formes de médecines de cultures non occidentales, évoque, de façon systématique, « l'idée de catégories ethnoculturelles étanches et d'identités originelles enracinées dans des lieux et des temps immuables [22] ». Ce caractère immuable renvoie ici à l'idée même de repères, c'est-à-dire un alphabet de lecture que se donne une communauté humaine pour décrypter le sens des évènements ayant cours dans son existence. C'est la maîtrise des rites et rituels initiatiques qui tient lieu de cadre d'interprétation à travers lequel les maîtres de la parole rendent visibles les grands moments, les circonstances, les événements qui préoccupent l'homme

---

[22] YEMWENI DANGU (A.) : « Médecine traditionnelle et métissage du patrimoine culturel en République Démocratique du Congo : une contribution à l'approche d'une dynamiste », in *« l'homme et la maladie »,* In, *Palabres actuelles,* Rue de la Fondation Raponda-Walker, N° 2 – Vol. B, 2012, p. 135 – 154.

au quotidien[23]. L'idée de médecine, en tant qu'elle concerne une certaine représentation de l'homme, de la maladie et de la santé – selon la culture – fait appel à des repères qui servent d'icônes ; véritables marqueurs de la tradition. Ces icônes sont ainsi porteuses d'un imaginaire de la maladie, au point de se présenter comme des sortes d'archétypes auxquels toute la société doit s'identifier. La parole tue le silence ; aussi, la chambre du patient grouille de monde à l'heure de visite : tout le monde parle. On dit qu'il faut chasser la tristesse.

C'est ainsi que les *milans* (historiettes), que l'on raconte à côté du patient, doivent l'interpeller, l'invitant souvent à s'identifier aux héros[24]. Et l'on comprend aussi le caractère festif que prennent les soirées autour du patient et toutes les blagues qui peuvent être dites pour encourager l'assemblée thérapeutique. Cette portée sociale constitue même le fondement de la thérapie traditionnelle : la communauté puise en elle-même des ressources permettant de prendre en charge le malade et la maladie, en fouillant dans son imaginaire. Le traitement de la maladie prend une forme artistique ; un spectacle offert à la population qui, à l'occasion de la veillée de circonstance (*ngozé),* participe à l'activité de guérison pour exercer son droit de participation.

Exposé, et à la disposition de la communauté, ce n'est pas seulement le tradithérapeute qui, seul, soigne le malade. Tout homme qui sait bien observer peut suggérer une plante ou parler de son rêve : le traitement de la maladie apparaît ainsi comme un moment pendant lequel

---

[23] Les conteurs sont ainsi la mémoire du passé ; ils rappellent les vertus et le caractère exigeant des ancêtres interpellant ainsi la conduite des générations présentes.

[24] Nous pensons au cycle la panthère et la tortue, l'un symbolisant la force et l'autre le courage et la ruse.

la société tout entière s'arrête – devant un événement – pour convoquer les grandes figures qui éclairent l'existence de l'homme et balisent les chemins des vies humaines. On assiste au traitement de la maladie de l'autre, non pas comme un simple spectateur, mais comme sujet en attente des réponses à ses propres préoccupations[25]. Il y a un véritable partage, car même le patient peut être inspiré pour dire au praticien l'origine de sa maladie ou lui révéler une recette qui peut aussi soigner quelqu'un d'autre.

L'on est dans la perspective, non pas de l'explication, mais de l'élaboration du sens. Le champ de connaissances que l'on exploite pour la guérison est celui dans lequel s'affrontent le mal et le bien. En examinant les repères, l'accent n'est donc pas mis sur la vertu pharmacodynamique de la plante. Bien au contraire, la cérémonie de guérison s'élabore de telle sorte que l'on puisse faire revivre les multiples usages des plantes, des éléments et des formes de vie en société à travers les mimiques et les danses. Au profit du patient, toute la société est mise en branle au rythme des tam-tams et de la cithare. On note, par exemple, que le détenteur des secrets de la guérison n'intervient souvent que tardivement, dès lors que toutes les précautions sont prises en vue de l'utilisation d'un arsenal de plantes dites « magiques », dont un petit nombre de *ngangas* connaissent les propriétés pharmacodynamiques.

Dans l'esprit des praticiens de la médecine traditionnelle, ce n'est pas tant les propriétés

[25] La consultation, par exemple, ne concerne pas seulement la personne malade sur laquelle s'organisent les diagnostics ; il arrive que le tradithérapeute consulte premièrement tous ceux qui l'entourent avant de s'adresser spécifiquement au patient. Nous en avons, à plusieurs reprises, fait l'expérience.

pharmacodynamiques des végétaux qui sont importantes, mais le pouvoir de guérison détenu par celui qui l'applique. On ne consulte donc pas les tradithérapeutes que pour assister à ce spectacle : on y va pour *recevoir la vie* et acquérir des connaissances pour *sa vie.* Le tradithérapeute n'est donc pas seulement un *artiste,* mais un savant et, pour certains d'entre eux, comme le dit si bien André Raponda-Walker, « aucune plante médicinale », de leur environnement, « ne serait étrangère ».

Dans beaucoup de domaines de la recherche scientifique, le témoignage de la tradition reste à consulter. Raponda-Walker ne dit-il pas lui-même que « les connaissances dont les *ngangas* sont des détenteurs s'étendent jusqu'aux insectes, aux rochers, etc., en un mot, à tous les domaines botaniques, géologique et minéralogique[26] » ? En parlant des *nganga* de son temps, Raponda-Walker affirme que, « pour eux, tout avait un nom et ils ne faisaient que très rarement erreur »[27]. Cette prééminence du magico-spirituel conduit généralement à traiter la maladie comme un fait social total à partir des fondements magico-religieux. Aller à une cérémonie de guérison traditionnelle, c'est aller revivre dans le temps de sa conscience, les valeurs des coutumes, des rites ou des croyances traditionnelles qui, hier encore, régissaient le comportement des hommes et qui, hérités souvent d'un lointain passé, semblaient pourtant si solidement enracinées » (Th. Monod)[28]. Ne posant que

---

[26] RAPONDA-WALKER (A.) et coll. : *Rites et croyances des peuples du Gabon,* Paris, éditions Raponda-Walker, 2010, p. 40.

[27] *Ibid.*

[28] cf. Préface du livre : RAPONDA-WALKER (A.) et coll. : *Rites et croyances des peuples du Gabon,* Paris, éditions Raponda-Walker, 2010, p. XXIX.

secondairement la connaissance des propriétés pharmacodynamiques des plantes – ce qui n'est pas l'objet du présent travail –, la véritable préoccupation des assistants à l'assemblée thérapeutique consiste dans un effort permanent de recherche de la force. Mais qu'est-ce donc que la force et où réside-t-elle ? L'ethnophilosophie africaine inspirée par les écrits du père Tempels, offre un horizon de compréhension dans une perspective d'inspiration ontologique.

Ainsi, les manifestations qui entourent la thérapie traditionnelle correspondent à une démarche en vue de l'acquisition d'une source métaphysique qui nourrirait en profondeur l'être de l'homme. La vertu des propriétés pharmacodynamiques serait donc sous-tendue par toutes les forces qui lient les végétaux à l'Homme, aux animaux, aux astres, etc.[29] Le glissement est permanent vers une quête pour l'acquisition – pendant les cérémonies de guérison – des forces, c'est-à-dire **d'un principe immatériel unissant les êtres et les choses aux forces cosmiques.**

Sur la base d'une quête permanente de la force, sinon de l'énergie vitale, l'on contemple le fonctionnement d'une vision du monde qui, bien qu'entamée par cette « désacralisation ininterrompue de l'homme moderne [qui a] altéré le contenu de sa vie spirituelle, elle n'a pas brisé les matrices de son imagination : tous les déchets mythologiques suivis dans des zones mal contrôlées[30] ». La motivation profonde des initiés consiste donc dans cet enjeu d'une prise de conscience permanente de l'existence d'énergie que l'on peut acquérir en participant aux différentes manifestations socioculturelles de leur

[29] *Ibid.*, p. 43.
[30] ELLIADE (M.) : *Images et symboles,* Paris, Gallimard, 1980, p. 25.

communauté. L'occasion d'une maladie apparaît, de ce point de vue, comme un prétexte pour quiconque voudrait se rapprocher du principe de la puissance absolue et qui veut accroître sa puissance en puisant soit directement dans la nature ou même en détournant celle des autres.

Le traditionnel devient ainsi un enjeu, non seulement épistémologique, mais surtout politique, en ce qu'il garantit les fondements et la survie du groupe. C'est en ce sens que la médecine traditionnelle n'est autre chose qu'une institution gérée par les anciens qui, parfois, s'en servent comme cadre d'actualisation et de remodelage des savoirs, permettant d'expliquer la maladie et les malheurs. La prise en charge thérapeutique, en médecine traditionnelle, repose sur une bonne connaissance de la part des praticiens de cette médecine, s'ils savent interpréter les données qui influencent la compréhension et le dévoilement de la maladie et de la mort. Ainsi parler donc de traditionnel, c'est, d'une certaine façon, avoir à valoriser les multiples dimensions de la thérapie traditionnelle : pratiques, thérapeutiques religieuses, pratiques médicales relevant de la phytothérapie et de l'ethnopsychiatrie. Ce sont toutes ces pratiques qui font que le tradithérapeute est souvent consulté comme un connaisseur de la vie, de l'histoire du peuple ou du clan. Devenant, ainsi, acteur incontournable pour la construction et la reconstruction de l'homme, de son identité personnelle et de son identité par rapport au groupe. Ce savoir immense, mis au service de la vie sociale, économique et politique, et dont l'implication éthique détermine fortement – en théorie - les pratiques thérapeutiques qui sont les siennes, ce savoir immense s'enracine dans les fondements du patrimoine culturel commun. Le cadre qui donne ainsi sens et signification à tout geste soignant, en tant qu'il est avant tout un geste humain, consiste, en une certaine manière, à interpeller et à penser le rapport avec un au-delà de lui-même. D'où l'importance de certaines modes de relation qui préparent le sujet à vivre sa dimension surnaturelle à partir d'un acte d'intériorité consistant à revisiter son histoire intérieure : c'est une sorte de psychologie des profondeurs.

En fait, en considérant la société, c'est-à-dire le groupe, comme l'élément structurant de tout comportement et de toute vie, la médecine traditionnelle apparaît comme une pratique qui s'intègre dans un ensemble de pratiques qui interpellent l'homme dans sa relation à l'autre. Cet homme de la tradition n'est généralement qu'un intermédiaire entre un passé mythique, et qu'il vit concrètement dans son être, et un futur eschatologique, qui est sa vraie réalisation. Sa conduite doit le préparer à vivre conformément à ce que son avenir en témoignera. Du coup, le traditionnel devient un transcendant qui dépasse littéralement la vie présente. N'est-ce pas la raison pour laquelle le passer – à l'aune de la thérapie –, doit-il toujours être interpellé (à travers l'interprétation des rêves) pour faire parler les souvenirs, grâce aux rituels ?

Le monde de Dieu

Dans tous les cas de figure, on organise des cérémonies de manière à ouvrir un cadre donnant lieu à une épiphanie de cette puissance absolue par laquelle la société s'ouvre au divin monde. On comprend à cet effet que, à quelques rares moments seulement, il n'y a pas de l'intimité pour le patient ; toutes les actions impliquent généralement la participation massive du groupe : danses, mimiques, une sorte de théâtralisation qui manifeste le drame de l'existence. C'est dans la communion avec le reste de la communauté que, finalement exposé et à la disposition de la puissance, le sujet attend son remède. Ainsi, la communion avec cet univers de croyances devrait pouvoir permettre à chaque participant de s'alimenter à la source de la puissance créatrice dont les ancêtres du groupe sont les garants[31].

L'atmosphère qui découle des cérémonies initiatiques thérapeutiques, renvoie donc vers une représentation du monde où « l'Être Suprême, Grand architecte de l'Univers, Créateur et Maître de toutes choses [32] » demeure l'unique référent. La pratique de la médecine traditionnelle se déroulerait ainsi dans une temporalité qui fonde le psychologique à laisser émerger, au sein de la conscience, des représentations qui disent quelque chose de la condition humaine et qui donnent sens à l'existence de l'homme.

On comprend d'ailleurs qu'un soin par initiation dans les rites initiatiques, chez les peuples du Gabon, prenne du temps. Le malade, et ceux qui l'accompagnent

---

[31] Retenons l'importance de la notion de *lien* dans ce rapport du sujet au tout et pour ce qui est de la représentation de la maladie. La présence envahissante de la relation au tout nous interpelle tout au long de ce texte pour ce qui est, par exemple d'un certain nombre de pratiques de « protection ». La prééminence de la transcendance vient faire de la pratique thérapeutique traditionnelle une activité dont les fondements épistémologiques ne peuvent correspondre aux normes d'un monde où le chiffre est la marque de toutes les séries. Cette importance du lien qui fait sens dans un espace de cognition déterminé est une invite – pour nos lecteurs – à être attentifs à ce que nous désignerons plus loin dans les termes de : *mentalité fétichiste.* On verra ainsi comment le lien tissé sur la base d'une certaine représentation du remède structure la vie sociologique et politique dans la vie réelle au point de développer, même auprès de l'élite intellectuelle, un imaginaire délirant : la peur du féticheur et du sorcier.

[32] RAPONDA-WALKER (A.) : *Ibid.* p. 16.

déménagent un temps pour habiter chez celui qui va le soigner. Le traitement commencé, les cérémonies organisées, le temps du soin marqué par des enseignements et des massages, peuvent durer plusieurs mois, selon la gravité du cas. Il sera ainsi l'objet de beaucoup d'attention, tout en partageant le quotidien de son logeur. Ce temps est celui de la gestation et du renouvellement de l'être. Le malade, confronté à la problématique de son existence, est engagé dans une démarche où, loin des multiples excitations de sa vie quotidienne, il doit s'inviter à pénétrer son intériorité. Parlant d'espace, on dirait qu'il se trouve à la frontière du monde visible et du monde invisible.

Organiser une cérémonie (*ngozé*) pour le traitement de la maladie, revient, ainsi, à se préparer à entrer – avec le fardeau de ses misères sociales – dans une dimension spirituelle différente du plan des « esprits ». La pratique traditionnelle de guérison est donc une ouverture à un plan spirituel infiniment plus élevé en terme de développement intérieur. La maladie devient le lieu de la rencontre entre le Dieu glorifié, loué par des rituels, et sa Création. Tout est fait pour amener le sujet à prendre conscience de l'importance du sacré en lui, de sorte qu'une fois la santé retrouvée, il serve la cause du Sacré. Il n'est pas rare d'entendre les récits d'acquisition du pouvoir de guérison aller en faveur du *témoignage d'une relation avec une entité qui,* pour aider l'humanité, a besoin d'un *cheval* pour agir. Dans ce cas, la maladie est une instance qui prépare le malade à entrer *dans une relation* qui fonde son inscription dans un jeu social où il doit donner sa contribution en jouant sa partition[33]. Cela dit, et pour des

---

[33] Il se pose ici la question fondamentale du point de vue de la morale ou de l'éthique : la liberté du sujet qui s'engage à travailler dans un

questions méthodologiques, on peut s'interroger sur le contenu du sacré et ses différentes déterminations : qu'est-ce qui fait que ce sacré, soit tel ? La réponse est : Dieu. Dieu ? Cette question n'est pas sans pertinence. André Raponda Walker peut cependant nous situer assez rapidement pour ce qui est de la notion de Dieu chez les peuples du Gabon. Celui-ci affirme que pour les Gabonais, il est question d'une « entité dont on parle le moins, car elle est l'évidence même[34] ». Il dit ensuite que :

> *Aucun Gabonais, disent nos auteurs, quel que soit le groupe ethnique auquel il appartienne, ne saurait concevoir un seul instant l'inexistence de cette Puissance Suprême... Pour lui, Dieu est une réalité aussi indiscutable que sa propre existence, mais une réalité que nul n'aurait l'idée d'anthropomorphiser : c'est la Loi éternelle régissant tous les phénomènes de l'univers*[35].

Au regard de ce qui est ici présenté comme fondement métaphysique pour toutes les pratiques traditionnelles de guérison, les rites initiatiques gabonais apparaissent sur un fondement magico-religieux. En étudiant certains d'entre eux, il nous avait été donné de dégager, dans leurs pratiques, une manière – parlons d'une conception – de la maladie et de la mort en relation avec la conception primitive africaine du monde[36]. D'ailleurs, même

projet qui, bien que noble, demeure sous la contrainte d'un être supérieur.

[34] RAPONDA-WALKER (A.) : *Ibid.* p. 16.

[35] *Ibid.*,

[36] Nous avons eu le bonheur de travailler durant plusieurs années, pour les besoins de l'inculturation, avec Mr l'Abbé Noël Ngwa sur ces questions et nous avons d'ailleurs produits, avec lui, quelques

lorsqu'ils sont particulièrement identifiés comme des rites de passage, ces rites laissent une place prépondérante à la médecine, sans pour autant se focaliser sur des questions uniquement biologiques. Précisons donc que le savoir de la médecine traditionnelle se rapporte non pas aux objets à examiner, mais à l'objet à traiter et à modeler en fonction des repères de la vie de tous ceux qui participent à l'organisation de la démarche collégiale de guérison.

Finalement, au regard de la place que prend le travail d'intériorité et de développement de la personne intérieure dans les pratiques thérapeutiques traditionnelles, on peut conclure en disant que le concept de « traditionnel » ramène à une pédagogie de l'existence. La médecine traditionnelle devenant donc une sagesse, une démarche bien codifiée s'appuyant sur un ensemble de recettes permettant à l'homme de revivre ses repères, en phase avec les dieux ou génies et, surtout, avec la communauté.

Tenons-nous compte des différents aménagements qui reconstruisent le cadre épistémologique dans lequel se déroule le traitement de la maladie chez les praticiens de la médecine traditionnelle au Gabon ? On se rendra compte qu'il s'agit d'un *lieu* aménagé en vue de permettre, même à ceux qui semblent être des bien portants, de rejoindre le patient dans sa situation de maladie, de sorte qu'il puisse le porter psychologiquement et spirituellement en l'accompagnant dans sa démarche de guérison.

---

ouvrages, dont mon ouvrage : *Bwiti et christianisme*, Paris, L'Harmattan en 2007.

On note : une préparation psychologique qui amène le malade à s'abandonner aux siens pour faire, avec eux, ce voyage intérieur qui exige une conformité à la vie bonne. Il y a essentiellement un conditionnement qui vient lier l'individu à sa structure originelle, l'empêchant parfois de se servir de son entendement. Il y a comme un mutisme – que nous expliquerons dans une partie de ce travail réservée à la transmission – celui-ci empêche tout raisonnement. Il y a comme un paradoxe. Alors que les pratiques sont généralement spectaculaires, on note une sorte de virement de l'enseignement que reçoit l'initié vers un ésotérisme. Le malade, devenu l'initié, ne communique plus qu'avec une partie de la communauté, celle des initiés. Voilà ce qui, par exemple, se passe dans le cas de ceux qui se soignent à partir des pratiques des religions de *l'Iboga*, notamment le *Bwiti*. L'enfermement est tel que, au nom de la tradition, chacun est comme obligé d'avoir le souci d'exalter et de maintenir constamment la croyance au sein de son groupe. La conséquence est que la tradition fait des citoyens de simples fidèles qui, généralement, sont dans l'incapacité de parler par eux-mêmes par faute d'abstraction[37].

Cet écueil, qui est en même temps une qualité, se structure en terme de problématique de base pour toute prise en charge thérapeutique en médecine traditionnelle. Tout part de la préparation psychosociologique et spirituelle de l'environnement, cet espace à travers lequel le traitement de la maladie doit se dérouler. Comme un nid prêt à être fécondé, cet habitacle est un territoire au sein duquel se concentrent les éléments qui viennent féconder

---

[37] cf. RAPONDA-WALKER (A.) : *Ibid.* p. 287.

la thérapie traditionnelle : le rapport de l'homme à la nature[38] et à sa communauté.

Méthodologiquement, la médecine traditionnelle ne serait – et c'est bien l'essentiel – qu'une technique assimilable à celle que décrirait Socrate. Cette méthode en vue de l'accouchement des esprits : la maïeutique. Une chose ne surprend donc pas : à la base du savoir thérapeutique traditionnel, se trouve généralement une expérience spirituelle. Et, si la guérison apparaît comme une sorte de réponse à un certain appel de l'être, la perturbation que révèle la maladie exprime souvent une sorte de résonnance à une action ayant une conséquence sociale. Cette permanence et cet envahissement de la société dans la conscience perturbée du patient constituent une exigence qui consacre la mise entre parenthèses du patient.

Se placer en situation de mise à part, tant matériellement que par le sentiment d'isolement que crée son espace vital, c'est déjà occuper un espace réduit à quelques mètres. Mais, si cet espace est réduit, il est cependant profondément rempli, raison pour laquelle cet environnement est suffisamment, voire spécifiquement aménagé – chargé de symboles et de significations. Il est le lieu où la perturbation va être interrogée à travers tous ses axes de contradictions, car le malade est invité à se confronter à sa vraie réalité : il est un être marqué par la finitude. Placée dans des conditions relatives à cette nécessité et, notamment lorsqu'il s'agit de la médecine initiatique, la trajectoire thérapeutique suit un processus conduisant le malade à se soumettre à un questionnement permanent. Rappelons d'ailleurs que l'expérience que

[38] Nous entendons par nature, ce qui nous englobe et nous contient dans ses éléments.

nous avons dans nos entretiens avec les anciens malades traités à la médecine traditionnelle témoigne que **la maladie ouvre sur une sorte de connaissance de soi-même et de sa société : on n'est pas le même lorsqu'on a été malade.**

Par sa maladie, le sujet vient à se connaître lui-même grâce à l'expérience de ses propres limites humaines, de sorte que, en conséquence, la place qu'occupe – d'une manière générale – la parole en tant qu'enseignement mérite d'être étudiée dans l'univers de la thérapie traditionnelle[39]. Avant de mettre un mets médicamenteux dans la bouche de son patient, le tradithérapeute doit prendre la parole afin de verbaliser ses intentions profondes. Comment est-il parvenu à la découverte de ce qu'il donne comme médicament et quelles sont les réactions attendues : il y a, en un mot, la genèse de ce qui fait de cette préparation un remède efficace, c'est-à-dire une arme forgée contre un type de menace contre la vie. Cette verbalisation passe aussi par un acte de confession et sa finalité est de faire libérer, à travers ce médicament, des énergies nécessaires à la vie du patient. Il y a donc une vision anthropomorphique du remède devenant un individu envoyé au sein d'un individu pour aller lutter contre ce qui met la vie en cause

Dans tous les cas, et pour le bien de la communauté, mais aussi de la personne elle-même, **l'accent est mis sur la transformation du sujet qui devrait améliorer son existence une fois la santé retrouvée.** L'enseignement consiste donc à aider celui-ci à s'organiser selon l'ordonnancement de la société à laquelle il appartient et

[39] Nous abordons cette question relative à la parole sous différentes facettes à travers ce texte, mais la dimension à relever ici est la dimension pédagogique en tant qu'elle met en relief l'oralité et l'écriture.

pour laquelle il a un rôle social à jouer. C'est là que la parole qui se dévoile par les rêves est si importante : elle émane de soi et des profondeurs de l'histoire intime de la communauté, à partir du moment où le sujet devient le canal de réception des forces cosmiques, le point nodal entre les êtres. Cette parole du rêve est un tout qui contient le remède et les ingrédients, étant ainsi le lieu à partir duquel la recette médicamenteuse devrait apparaître. C'est un principe, dans la médecine initiatique, que le patient découvre, par voie de révélation à travers ses rêves, les plantes et la démarche de soins qui lui sont appropriés. C'est d'ailleurs la finalité de la vision initiatique : **voir la cause de ce dont on souffre et en trouver le remède pour soi et pour la communauté,**[40] de manière à se recadrer sur des repères fondamentaux.

En effet, les rites initiatiques sont eux-mêmes de véritables repères de la vie et l'on comprend que l'homme de la société traditionnelle puisse s'affirmer en revendiquant souvent son appartenance à la société initiatique. Dans leurs conversations, on entend souvent les Gabonais faire référence – à travers leurs jurons – aux rites : *Mwiri, Djobi, Bwiti, Mboumba Iyano.* Parler donc de tradition, reviendrait alors à se positionner en vue d'orienter son existence, accolée qu'elle est, à des repères fondamentaux pour la défense de la communauté. C'est la

[40] On fait appel, ici à une typologie de thérapie qui nous ramène aux rites isiaques et aux Asclépiades. Le fonctionnement est précisément – de façon générale – celui relatif aux rapports que les prêtres d'Isis entretiennent avec les patients. Nous pensons d'ailleurs qu'il faut ouvrir une étude comparative qui permette d'étudier certains rites et pratiques initiatiques du Gabon qui seraient, à notre avis, d'origine égyptienne. Nous pensons que la problématique relative à la psychologie des profondeurs trouverait, dans cette perspective, de nouvelles orientations.

raison pour laquelle nous parlons de balisage de la vie, à l'aune des exigences de la vie communautaire.

Il va donc de soi que l'univers, auquel renvoient toutes les pratiques dites thérapeutiques, de même que toutes les démarches qui participent à la réorganisation de la vie sociale et politique du monde traditionnel, se rapporte à un code spécifique de références : la tradition. Elle est ce cadre psychologique à partir duquel se structurent et s'élaborent les codes moraux sur la base desquels l'homme tire avantage de toutes les connaissances pharmacodynamiques dont les tradithérapeutes ont le secret. Ces connaissances sur les plantes seraient elles-mêmes un prétexte, puisque la recherche du bien-être ne consiste pas tant à rechercher le bénéfice du corps physique, mais à se conformer aux représentations de la santé et de la maladie. Avant que le traitement de la maladie ne concerne l'individu, la thérapeutique à laquelle il se soumet le situe d'abord par rapport à son appartenance au lignage, à sa parenté et à son groupe. L'efficacité de thérapie traditionnelle – au regard des pratiques initiatiques du Gabon – reposerait donc à la fois sur l'action des ancêtres, celle des esprits et de l'environnement.

La philosophie sous-jacente à cette médecine consiste dans la possibilité que l'on a de déterminer que cette personne devenue malade est encore à même de transmettre la vie. L'on chercherait ainsi, en tentant de résoudre sa problématique de la maladie – c'est-à-dire en se saisissant de ce dont il souffre – de lui produire les moyens pouvant lui permettre d'assurer sa descendance et la continuité du lignage[41]. Tout ce qui peut compromettre

---

[41] On nous dira : mais quel rapport avec la maladie ? Mais la réponse est bien que, au regard de ce que nous constatons, la question d'un apport de production est toujours un prétexte dans la médecine

le projet social de la communauté est donc à examiner, de manière à contourner les dysharmonies dans le cours des vies. Cela dit, le contenu des savoirs et des savoir-faire, ici utilisés, n'a d'autre exploitation de sens que d'élaborer le mode de gestion de la vie, non seulement individuelle, mais aussi et, surtout, communautaire.

Le contenu épistémologique est ainsi subordonné à la signification anthropologique, de sorte que l'on s'écarte continuellement d'une épistémologie de la mathématisation du monde. L'on est dans l'enracinement de l'homme retrouvant ses fondements en se servant de sa mémoire, de son patrimoine socioculturel, pour développer une vie d'échanges. Toutes les abréactions auxquelles renvoient les pratiques d'interprétation du sens de la maladie, de même que la trajectoire de la guérison, passeraient alors par la convocation – par un effort de mémoire qui fait travailler la conscience (âme) – pour faire advenir et faire agir toutes sortes de matériaux qui, comme des souvenirs latents, constituent et structurent le contenu historique de la mémoire.

Un savoir populaire

Nous ne dirons pas suffisamment le rapport que la pratique thérapeutique de la tradition entretient avec la mémoire dans le présent travail ; mais il est utile de rappeler en quelques mots tout le travail qui se fait sur la

---

traditionnelle. Toujours, en se rendant chez le tradithérapeute, on se rend compte que la problématique de la reproduction est permanente ; il suffit à cet effet de se rendre compte que les boissons aphrodisiaques font partie de ce que le tradipratcien sert à ses clients hommes.

mémoire pour que le corps laisse rejaillir ce qui est au fond, à l'origine de la perturbation.

L'accent n'est pas ici mis sur l'efficacité et la pertinence d'un savoir, mais, surtout et aussi sur la mise en évidence de sa dimension humanisante et socialisante. C'est encore plus important pour ce qui est du domaine du *prendre soin de l'homme,* dans le cadre d'une médecine de l'homme, pris dans sa globalité. Ainsi, la médecine traditionnelle ne saurait se réclamer uniquement des « savoirs savants[42] », elle fait partie de la vie en tant qu'elle est, avant tout, un « savoir populaire », utile pour la conduite de la communauté. La médecine traditionnelle prépare l'homme à affronter les maux. D'un point de vue éducatif, elle développe des pratiques qui ne sont qu'une sorte d'exercice préparatoire aux épreuves. L'initié est ainsi préparé à affronter les épreuves de la vie.

D'ailleurs, si l'on a d'un côté les initiateurs et de l'autre l'apprenti, c'est justement pour marquer l'importance d'un apprentissage pour un combat permanent par lequel l'homme devient homme. La médecine traditionnelle s'inscrit ainsi dans une logique d'affrontement et tout se passerait comme si l'homme s'organisait simplement pour affûter ses armes en préparant des médicaments-fétiches. Ceux-ci devraient empêcher les initiés de fléchir désormais sous les coups du sort. Nous avons là une explication suffisante pour comprendre une croyance qui justifie un ensemble de pratiques visant à se protéger des forces maléfiques et à éloigner les ennemis. On a là une affirmation de la croyance aux phénomènes de sorcellerie

---

[42] Béatrice Collignon fait observer que la « science moderne, née en Europe, s'est construite comme rupture avec un savoir commun qu'elle se propose de remplacer. Elle évite donc d'entretenir avec lui quelque dialogue que ce soit ». cf. « expérience et savoir géographique », et, *sciences humaines*, op. cit. p. 24.

comme mode explicatif par lequel les familles donnent une signification aux épreuves du quotidien. Ainsi, constatons-nous que les scarifications sur des points vitaux du corps (front, poitrine, poignet, reins, genou…) ont une fonction thérapeutique essentielle : protéger contre les forces maléfiques. D'ailleurs, en pratiquant ces incisions sur la peau, les tradithérapeutes ne manquent généralement pas de frictionner avec des substances à base de plantes dites magiques, comme pour prévenir les attaques.

On est ainsi sur une logique de prévoyance, de prévention, qui convient aux populations qui vivent dans un environnement particulièrement hostile. Ces gens savent qu'ils n'ont pas les moyens de faire face à une trop grande adversité et que tout peut arriver sans qu'on le veuille. La prévention consiste à alléger par la prévision. Ce qui compte, c'est de renforcer son système de défense contre toutes sortes d'agressivité : le fétiche, en tant qu'objet-protecteur, induit la *résistance.* Dans cette perspective, il n'y a pas d'originalité de la médecine traditionnelle africaine ; on observe que toutes les sociétés humaines développent des mécanismes de défense, de sorte que nous penserions que la maladie est aussi ancienne que la société.

Faire avec les tradipraticiens

Les États généraux de la santé tenus en 2004 se prononçaient en faveur de l'intégration de la médecine traditionnelle dans le système national de santé. En outre, les tradipraticiens sont exclus de toutes les réflexions initiées par le ministère de la Santé, notamment lorsqu'on discute de la question des normes. Comme si seuls médecins et pharmaciens étaient concernés par les problèmes de santé de la population. Dans ces conditions, quel dialogue peut-on instaurer ou favoriser pour permettre la collaboration entre médecins et tradithérapeutes, entre la médecine traditionnelle et la médecine moderne ? Mieux, comment, la médecine traditionnelle, de son côté, peut-elle entrevoir son à-venir au Gabon si la collaboration avec des acteurs politiques et administratifs reste muette ? Comment la médecine traditionnelle peut-elle négocier une certaine visibilité, notamment dans le domaine du milieu associatif de tradipraticiens de la santé, si en face, leurs pratiques restent rangées du côté de l'informel ?

Cette étude portant sur la rationalité médicale s'impose donc à l'Afrique comme une participation à la solution du choc des civilisations. Car, le dialogue des cultures n'est pas encore devenu un enjeu social important dans un contexte politique fait de multiples frustrations et de soubresauts

Mieux, le repli identitaire devient la solution de survie pour les individus et les communautés, dans un contexte social où le phénomène du crime rituel est sans cesse grandissant. Ni le patient ni sa famille et encore moins celui qui donne le médicament ne sont protégés par la loi : la médecine traditionnelle n'étant pas légalisée. Celui qui s'engage à prendre des décoctions chez un praticien de la médecine traditionnelle le fait à ses risques et périls. La seule assurance et garantie que l'on a du travail d'un tradipraticien, c'est la réputation à propos de sa probité morale et le témoignage de ceux à qui il aura fait du bien. Or le bien, on le fait surtout à ses proches, ce qui signifie que c'est généralement un membre de sa lignée qui, au nom de la parenté lui amène le client. Il ressort de cette méthodologie d'approche que l'identification, en termes de lieu géographique et de compétence dans la pratique d'un tradithérapeute n'est jamais chose aisée : quand il est de bonne moralité, au rythme de la tradition, il faut se lever tôt – comme on dit – pour le coincer au milieu de ces activités.

Dans le même sens, il importe aujourd'hui de diligenter un programme d'études interdisciplinaires et transdisciplinaires dont l'objet serait d'exposer les valeurs, d'examiner les valeurs fondamentales de cette médecine, afin d'éclairer l'opinion sur les pratiques des tradithérapeutes : qui fait quoi ? Qui soigne telle maladie et à partir de quelle plante ayant quels degrés d'innocuité ou de toxicité ?

Ce travail consiste dans les fondements d'une propédeutique à la constitution des principes du développement du système de la médecine traditionnelle au Gabon : si l'on veut parler de médecine traditionnelle gabonaise, alors ce schéma qui ouvrira sur un corps de connaissances, qui ferait miroir pour tout praticien de la médecine traditionnelle est nécessaire. Car, dans l'état actuel, que l'on parle de méthode de traitement ou de mode de transmission des connaissances, il parle de médecine traditionnelle au Gabon, c'est avant tout une affaire de quelques familles. Il est donc tout simplement juste, quand on parle de médecine traditionnelle au Gabon et en rapport avec les méthodes de la biomédecine, de parler de la médecine traditionnelle gabonaise comme d'un corps de connaissance particulièrement mal identifié. C'est d'ailleurs dans cette perspective qu'André Raponda-Walker a pu approfondir sa recherche ethnologique et ethnobotanique en écrivant Rites et croyances des peuples du Gabon43, un ouvrage qui n'a pas encore été réexaminé à la lumière de l'histoire et de l'évolution de ces pratiques.

Cela dit, la collaboration entre les deux médecines est possible à condition que chaque médecine expose ses connaissances objectivement ; il est donc nécessaire de visiter le mode opératoire de la médecine traditionnelle. Cela, en montrant rigoureusement sa place dans les différents niveaux de scientificité qui participent du développement général de la société négro-africaine. C'est dans le rapport médecine et société que nous pouvons véritablement faire connaissance avec la médecine dans la pratique quotidienne de ses acteurs. On pourrait ainsi constater que la valeur d'une médecine est fonction de l'importance que la société accorde à la vie ; le développement de la médecine dans la société romaine sera certainement différent de la qualité des pratiques dans une cité africaine.

---

[43] RAPONDE WALKER (A.) : *Les rites et croyance des peuples du Gabon,* Edition Raponda-Walker, Libreville, 2011.

Le dialogue des rationalités et des imaginaires est-il possible et dans quelles conditions en regard de la spécificité de la médecine traditionnelle gabonaise qui est, pour la plus grande partie de ses pratiques, une médecine initiatique ? La médecine initiatique suppose l'existence d'une parenté secrète entre les choses et, de ce fait, le rôle révélateur que jouent les éléments dans la thérapie s'oppose à la démarche de la rationalité occidentale qui extrait l'imagination du processus d'élaboration des connaissances scientifiques. La médecine occidentale expose ses concepts et méthodes en fonction d'un caractère organisé, rationnel qui domine l'évolution de la société occidentale en général et la conception des institutions en particulier. On peut donc craindre qu'il y ait un véritable dialogue de sourds entre les praticiens des différentes médecines, selon leurs cultures et niveaux d'intégration dans la communauté. Pourtant, la médecine interculturelle n'est possible que si les acteurs des deux partis acceptent de faire, ensemble, une partie du chemin pour le développement de la santé dans un continent où la pensée est désormais en panne[44]. Il s'agit donc de mettre en lumière les différentes techniques et pratiques qui se développent dans les différentes médecines, qu'elles soient modernes ou traditionnelles. On espère voir venir une pratique médicale conforme aux aspirations de l'homme en général et du Gabonais en particulier.

En confrontant les deux médecines qui occupent l'espace socioculturel africain, la rationalité et l'imaginaire médical, le champ de la santé nous ouvre à

[44] Le problème, en réalité, c'est celui de la crise fondamentale des valeurs.

une référence pratique : comment soigner en utilisant les différentes formes de médecines que nous rencontrons en contexte socioculturel africain pour développer la santé en Afrique de manière efficiente ? Nous sortons de la théorie pour nous soumettre à une dimension pratique de la philosophie. Celle-ci nous soumet, notamment lorsqu'il est question des démarches thérapeutiques de la médecine traditionnelle, à des mesures, donc à des règles susceptibles de supposer un enseignement et un apprentissage au point d'exiger le concours des êtres invisibles. On verra alors que la pratique de la médecine, à travers l'acte de soin, en vient à exiger une prise en compte de la dimension du secret, et la de transmission tant du médicament que de l'exercice de l'art médical.

Un prétexte pour un débat

On voit un double enjeu : le premier, consiste en la valorisation et en la promotion de la culture négro-africaine, tandis que l'autre participe de l'écriture de ce qu'est la philosophie africaine. L'étude des systèmes thérapeutiques que nous nous proposons de réaliser est avant tout une étude analytique de l'être-dans-le-monde de l'homme noir. Il s'agit d'une tentative de compréhension de sa manière d'être au monde, du sens qu'il donne à l'existence et à son existence, à son rapport au monde, à partir de l'analyse de son système thérapeutique.

Étudier les médecines traditionnelles, c'est donc interroger ce que Jean-Paul Sartre entend par négritude, c'est-à-dire : « une certaine attitude effective à l'égard du monde… » Bref, « la négritude », pour employer le langage heideggérien, « c'est l'être-dans-le-monde du

Nègre[45] ». La santé étant une question fondamentale de l'existence, interroger le système thérapeutique africain, c'est poursuivre et approfondir une réflexion générale sur l'épistémologie générale : on cherche, derrière le concept de maladie, qui est le malade que l'on prend en charge. Une telle interrogation implique une ouverture plaçant le présent travail au carrefour des rationalités et des champs disciplinaires. Qu'est-ce qui est interrogé ? Ce sont des pratiques traditionnelles, liées à des croyances religieuses de type initiatique dont il importe de montrer l'intérêt scientifique. C'est le cas pour la présentation des rites que nous tenterons de saisir, en guise d'illustration dans le présent travail.

En arrière-plan d'une telle recherche, le mode de vie et d'existence du Négro-Africain nous amène inéluctablement à affronter aussi bien la question du syncrétisme, celle du symbolisme, la problématique des religions traditionnelles. Il s'agit donc d'explorer les multiples facettes de la thérapie traditionnelle, de sorte que l'on puisse dégager le pouvoir de représentions de réalité et d'agir à partir du système traditionnel d'interprétation de la vie dans la société traditionnelle.

---

[45] SARTRE (J.P.) : *Orphée noir,* Présence Africaine, Paris, 1972, p. XXX.

La sorcellerie

La disposition dont on vient de parler conduit à observer que la sorcellerie est le lieu de l'organisation de l'existence par le recours aux connaissances du tradipraticien pour une plus grande maîtrise de la vie ? Sur le plan politique donc, institutionnel, mais surtout épistémologique, a-t-on pris la mesure du problème ? Pour prendre la pleine mesure de la question de la complémentarité entre les médecines en présence dans les systèmes de santé nationaux africains, il est nécessaire de ne pas mettre en avant la question identitaire et de poser avant tout la problématique épistémologique relevant des modes de perception et de connaissance.

Une épistémologie

Parlant de connaissance, il est admis, depuis Ernest Cassirer, que toute connaissance est symbolique et, les travaux d'un Mircea Eliade et d'autres anthropologues et sociologues attestent avec beaucoup d'éloquence que la pensée sauvage consomme plus de symboles que la pensée dite scientifique. Or, la médecine occidentale calque son mode de fonctionnement sur celui de la physique moderne, de l'anatomie et de la biologie, se coupant ainsi de toute la dimension mystico-spirituelle liée à la sagesse. Cette orientation amène les praticiens de la médecine d'inspiration hippocratique et cartésienne à écarter ce qui, dans le champ de la médecine africaine, est considéré comme le fondement de toute vraie connaissance : comme relevant : l'esprit. Il suit donc que nous sommes face à deux médecines présentant deux épistémologies qui, sans être fondamentalement opposées en pratique, se repoussent, alors qu'elles pourraient néanmoins s'inter-articuler, afin d'admettre l'existence d'un autre mode de connaissance et de perception.

La Conférence d'Alma-Ata nous commande donc d'imaginer une possible structuration d'un système de santé que les pouvoirs publics mettraient à la disposition d'une population africaine qui recourt majoritairement à la médecine traditionnelle (80 %) pour ses besoins de santé. Il s'agit, comme le souhaite l'Organisation mondiale de la santé depuis la conférence d'Alma-Ata en 1978, d'intégrer les ressources des médecines traditionnelles, d'exploiter les savoirs et savoir-faire de population autochtones en matière de santé, pour le plus grand bien des populations relevant des traditions non occidentales.

Si le projet est louable sur le plan sociologique et peut-être institutionnel, la difficulté est avant tout d'ordre épistémologique en ce que le projet implique la décision de se prononcer sur l'éventualité de l'existence d'une autre médecine avec une épistémologie, différente de celle de la médecine académique occidentale officielle.

L'intégration de la médecine traditionnelle

Or, le contexte politique et pédagogique dans lequel se construit le système de santé africain étant d'inspiration occidentale, les systèmes de santé nationaux d'Afrique, par le fait même qu'ils sont gérés par les représentants de la médecine occidentale, ne peuvent admettre que les pratiques de soins de santé relevant de la dimension symbolique ne se démarquent pas du charlatanisme. Se déployant sous le mode de la pensée unique, les systèmes de santé africains, notamment ceux d'Afrique centrale, à l'instar de celui du Gabon, sont réticents à l'idée d'une intégration de la médecine traditionnelle dans leurs programmes nationaux de santé publique. On n'a donc pas de souvenirs clairs d'une expérience avérée qui nous conte la structuration, en Afrique-Équatoriale Française, d'un centre de Santé dirigé par un médecin africain et où collaborent, en toute sérénité, les praticiens de la médecine occidentale et ceux de la médecine traditionnelle africaine. Dans les quelques tentatives qui eurent lieu en Afrique centrale, tant au Congo qu'au Gabon, on a assisté à un double langage marqué par une attitude de la part des indigènes qui mettaient en exergue leur incommodité à exercer dans l'environnement hospitalier. Alors qu'ils percevaient un pourcentage dans leurs apports multiples et variés au regard des recettes qu'ils apportaient dans les services hospitaliers en vue de soulager les patients à la demande des médecins, ils mettaient en avant une dimension de l'existence et de la thérapie qui n'est pas prise en compte dans l'environnement hospitalier moderne. Racolant les patients – comme pour faire leur propre publicité en sourdine – faisant ainsi référence à la violence de l'imaginaire à propos des maladies du système de la sorcellerie, ces tradipraticiens faisaient l'éloge de leur pratique en ces termes : « nous apportons nos plantes aux médecins, mais si vous souffrez de fusil nocturne, c'est-à-dire les maladies de la foudre, ou de quelques mauvais sorts ou d'envoûtements, le centre hospitalier n'est pas le lieu privilégié pour résoudre ce type de questions ». Toutes proportions gardées, il faudrait se rabattre dans nos domiciles. Nous pourrions vous donner des décoctions, l'on peut seulement vous soulager avec nos produits. Mais, si vous voulez guérir, vous devez venir chez nous, afin que les remèdes trouvent leur pleine efficacité ». Ce propos témoigne à suffisance que, même les tradipraticiens ne sont pas entiers dans la démarche d'ouverture : ils ont un double discours. Car ils disent même qu'en contexte hospitalier, « il y a des choses » qu'ils ne peuvent pas faire, en raison de la nature symbolique de leurs remèdes, même si, officiellement, chacun parle de pharmacopée et de la vertu des plantes médicinales.

De l'ouverture au dialogue

Du point de vue de la philosophie, le problème qu'il convient de prendre à bras le corps, c'est celui qui revient à considérer que nous sommes en présence de deux paradigmes, au sens de Thomas Khun et que, de ce point de vue, médecins et tradipraticiens ne parlent pas le même langage (Wittgenstein), donc ils ne peuvent pas se comprendre.

Mais cette impossibilité ouvre, par elle-même, la possibilité d'une ouverture d'une médecine vers l'autre en terme de complémentarité[46]. La question n'est donc pas seulement épistémologique, elle convoque par ailleurs une dimension culturelle, éthique et politique, qui nous invite à interroger les liens que l'ambiance du médicament laisse percevoir – en termes de crises des mentalités et de crises culturelles – objectivement ou subjectivement. C'est la prise de conscience de la différence, notamment dans les pratiques de soins qui doit amener chacun à s'ouvrir pour apprendre ce que l'autre maîtrise. Le fait est que la médecine occidentale dans son déploiement africain

[46] Ce que nous tenterons de voire plus loin.

souffre de toutes les insuffisantes qui s'explique par la situation de pauvreté de nos pays. Pour réaliser une écographie, il faut parfois faire le tour de la ville, alors qu'il s'agit là d'un acte tout à fait banal dans les hôpitaux des pays de l'occident. Quand on observe tout le personnel et toute la technologie qu'un hôpital occidental mobilise autour d'un patient en occident, que l'on fait seulement attention à la qualité du service, on comprend la raison pour laquelle les grands hommes politiques et d'État de nos pays vont généralement se faire prendre en charge en France, par exemple. Pour les plus pauvres, il faut trouver un raccourci.

Les raccourcis consiste à mettre la science au service des tradipraticiens afin de nous aider à tamiser leur savoir afin de suppléer la médecine moderne, quand il la faut, sans que la médecine traditionnelle soit considérée comme une médecine de seconde zone.

Les soins de santé primaires

Pour répondre aux problèmes sanitaires, des pays en voie de développement, l'Organisation mondiale de la santé (OMS) et ses États membres se sont engagés, depuis 1978, à promouvoir la stratégie des soins de santé primaires (SSP). Un projet révolutionnaire qui conviait les gouvernements à s'investir pour faire de la santé des populations des pays du Tiers-monde une priorité. Cet investissement devait être multiforme, ce, d'autant plus qu'il est question d'agir sur l'homme, prenant ainsi en compte ses us et coutumes, ses aspirations profondes à travers l'itinéraire de sa démarche thérapeutique.

Dans le cas des pays d'Afrique, 80 % de la population est obligée de ne recourir qu'à la médecine traditionnelle pour des raisons tant socioculturelles, qu'économiques et financières. La conférence d'Alma-Ata avait ainsi mis côte à côte deux systèmes de valeurs : les valeurs du monde occidental, qui incarnent la modernité, et celles de la société traditionnelle africaine avec leur système des représentations mis en mal par la pédagogie coloniale.

Il était ainsi demandé aux Africains occidentalisés par la colonisation de trouver les moyens en vue du dépassement de ce que nous entendons par télescopage des civilisations, ce temps douloureux de l'histoire des hommes et de l'homme. C'est dans le domaine de la santé et dans le contexte africain, que semble ainsi se réaliser le grand combat des pères de la négritude, c'est-à-dire cet engagement des hommes vers le métissage culturel. Médecins et tradipraticiens, ces incarnations des modes de connaissances et de sagesse du monde occidental et du monde africain, appelées à travailler ensemble, engagent le sujet en quête de guérison, sur les voies fécondantes et multiples conduisant l'homme à relever des défis plus humains.

La conférence d'Alma-Ata ouvrait ainsi un espoir aux pays africains qui, à dix-huit ans d'indépendance, étaient appelés à utiliser leurs propres ressources pour disposer d'eux-mêmes. Le temps n'était plus celui de l'affrontement des valeurs, mais celui de l'ouverture à l'autre valeur (belle histoire d'amour) et, de cette manière, les soins de santé primaires se déployaient comme une philosophie porteuse d'espoirs, ouvrant ainsi la possibilité aux hommes, déchirée par la sorcellerie et l'indigénat, d'accéder à la modernité avec ce qu'ils sont, sans être absolument dépouillés de leur essence. Ainsi, les soins de santé primaires ne sont pas seulement un projet de politique générale de la santé pour le système onusien, elles constituent, pour le monde entier, un espoir d'ouverture sur un nouvel ordre du monde. C'est le monde de la *santé pour tous.*

Pour la réussite d'un tel projet, on pouvait attendre beaucoup d'enthousiasme de la part des chercheurs et des praticiens de la médecine, ressortissants des pays du Sud, chose qui suppose, par conséquent, un changement de mentalité, une transformation de la conscience : le scientifique de la médecine cédant de la place au tradipraticien et celui-ci l'accueillant, non plus comme son bourreau, mais comme un confrère tout simplement différent. Malheureusement, si l'on peut constater quelques lueurs d'espoir avec le travail du professeur Colomb au Sénégal, à Fann, celui que mène actuellement Pro-Mettra-Internationnal, au Bénin et au Sénégal, le cas du Gabon est, pour ce qui est des Soins de Santé primaires. Au Gabon, au lieu que médecins et tradipraticiens œuvrent ensemble pour atteindre un tel objectif, on assiste plutôt à une sorte de repli identitaire : chacun ne se consacre qu'à ce qui se déroule dans son paradigme. Le médecin reste dans son occidentalité, tandis que le tradipraticien clame son africanité, ce qui ne permet ni de maîtriser les différentes approches de la maladie, ni de connaître les itinéraires thérapeutiques des malades. On aura ainsi oublié que parler de la cohabitation de ces deux médecines, c'est aussi s'intéresser à la culture moderne et traditionnelle. C'est également une manière de regarder la tradition africaine à l'aune de la modernité, comme un miroir et sans narcissisme. Il est, de ce point de vue, contradictoire que chacun puisse, comme le font la plupart des médecins, rester dans ce qu'il sait faire, sans se référer à l'autre. Le propos suivant d'un médecin de la médecine occidentale résume la position de la plupart de ses confrères : « moi, je reste dans ce que je maîtrise et il n'est pas question pour moi de conseiller à un patient d'aller vers la médecine traditionnelle ». Avec une telle radicalité, il est impossible d'envisager la collaboration entre les deux médecines. Le médecin reste en marge de la vie réelle de ses concitoyens, à telle enseigne que ses propositions thérapeutiques contrastent avec les préoccupations du patient.

Tout se passe comme si le médecin formé à l'occidentale était formaté pour être indifférent au système de principes et à la vision de la vie de ses patients. On ne peut finalement pas s'empêcher de relever la problématique relative à cette dispersion, en raison d'un itinéraire thérapeutique alambiqué. Le malade, qui ne trouve pas son compte dans la médecine occidentale, parce qu'il estime que cette médecine n'apporte pas de solution pratique et ciblée à la problématique de sa santé, sort du contrôle du médecin et du système hospitalier moderne. Il se tourne vers les tradipraticiens pour la simple raison que leurs pratiques de soins prennent en considération son mode de vie et ses croyances. Les pratiques thérapeutiques auxquelles il se soumet tout à fait volontiers n'exigent pas de lui un comportement simplement rationnel.

Ainsi, ce malade est en attente d'une médecine pouvant prendre en charge sa vie dans son unité concrète et dans toutes ses dimensions. Les pratiques de soins prendraient en charge l'esprit et le corps de manière indissociable : entendement et sensibilité.

Remarquons, à cet effet, que nous sommes face à un type de malade qui ne se satisfait pas des pratiques thérapeutiques qui n'interrogent pas la vie humaine dans toute sa ampleur. Tel serait l'avantage du tradipraticien sur le médecin ; car le tradipraticien manifeste beaucoup d'intérêt pour la dimension magico-religieuse. Il valorise – sans doute un peu trop par moment – toute la partie magico-mystico-thérapeutique de la démarche de guérison.

La question, pour les soins de santé primaires, consiste à chercher à tirer avantage, à tirer bénéfice de la médecine traditionnelle, du point de vue des affections psychosomatiques ou des affections purement mentales. Dès lors, pourquoi les hôpitaux psychiatriques du Gabon ne se servent-ils pas du potentiel de la médecine traditionnelle en matière de prise en charge de la maladie mentale ? Pourquoi ne serait-il pas normal que, dans le cas d'une affection mentale, le psychiatre réfère son patient à un tradipraticien de la santé ?

Le développement de la santé, en Afrique, nécessite donc une forte prise en compte des études portant sur l'organisation psychologique de l'Africain et les représentations sociales de la santé dans ces pays économiquement faibles. Ces études se justifient par le fait que la psychologie de nos malades ne se concentre pas sur ce qui est chimique, mais sur le pouvoir des simples.

Mais ce recours à la médecine traditionnelle, parce qu'elle n'est jusqu'à présent pas contrôlée, est cause de grands problèmes. Prenons l'exemple des problèmes liés à la virilité, précisément des maladies relatives au dysfonctionnement de l'érection. Ceux qui souffrent des troubles de l'érection ne trouvent pas souvent satisfaction avec les produits de la médecine occidentale. Ils se rabattent chez les tradipraticiens qui les prennent en charge. Souvent, ils obtiennent une satisfaction durable et reviennent tout joyeux en parler à leur médecin. C'est la preuve, pour eux que la médecine traditionnelle est efficace et soigne les maladies que ne soigne pas la médecine occidentale. Pourtant, là encore, ils ont absolument besoin d'un médecin pour qu'ils prennent conscience que les excès peuvent entraîner des accidents.

Le ministère de la Santé

La question relative à la mise en œuvre des soins de santé primaires comporte des enjeux généraux tournant autour de la politique, de la culture, de la pédagogie, etc. Le problème, aujourd'hui, est de fixer les conditions de coopération entre les deux médecines pour sortir de cette situation dans laquelle nous avons une médecine traditionnelle qui existe, mais dont les médecins formés à l'occidentale ignorent les principes éthiques et épistémologiques. Il s'agit donc de formaliser le cadre de la coopération entre toutes ces médecines que l'on devra convoquer pour l'élaboration et la mise en œuvre de la politique des soins de santé primaires. C'est une expérience qui est déjà bien développée au Sénégal pour ce qui est des pathologies mentales. Nous avons l'exemple de l'hôpital de Fan où les psychiatres ont recours aux médecins traditionnels pour prendre en charge les malades mentaux.

Une telle expérience, et pour tout autre domaine de la santé, n'a pas été faite au Gabon, de la période coloniale à nos jours. Alors même que ce ne sont pas les compétences qui manquent. Il convient donc de montrer qu'il s'agit là d'un problème de volonté politique. Il suffit à cet effet d'observer que le ministère de la Santé publique n'accorde que peu de place à la médecine traditionnelle. On nous dira qu'il existe un service chargé de la médecine traditionnelle au ministère de la Santé. Mais l'on rétorquera que si l'on veut effectivement accorder à la médecine traditionnelle toute la place qui lui revient, c'est d'une direction avec plusieurs services spécialisés dont on a besoin. On ne peut qu'observer les carences dans la gestion de ce qui existe actuellement en tant que service administratif au ministère de la Santé et, ainsi, observer de multiples dysfonctionnements. Ce que l'on attend de ce service, c'est la création des interfaces pouvant permettre aux différents spécialistes des sciences fondamentales et des sciences humaines et sociales ayant la santé pour objet, de travailler en synergie. Cela suppose la mise en jeu des moyens matériels et financiers permettant de faire fonctionner rationnellement la collaboration. Le dynamisme de la médecine traditionnelle dépend naturellement de l'importance de sa vitrine au niveau de la structure étatique, donc du ministère de la Santé.

Au regard de l'absence d'organisation du service de la médecine traditionnelle au sein du ministère de la Santé, le système de santé national ne peut profiter des énormes ressources de la médecine traditionnelle. En effet, ce n'est qu'en formalisant le cadre de la collaboration, que le système de Santé national peut utiliser la médecine traditionnelle. L'on permettra ainsi aux médecins de différentes spécialités médicales de dialoguer avec les tradipraticiens tout en gardant à l'esprit que toute évocation de la question des soins ne doit pas être un prétexte pour introduire dans le système de santé moderne des éléments qui viendraient le miner de l'intérieur. Les soins de santé primaires resteraient donc et avant tout une préoccupation de la médecine académique, s'il manque de bonne volonté de la part de la tutelle. Sans doute, sera-t-il toujours question de la construction et de la consolidation de ce système de santé qui, pour son développement, doit se nourrir aux sources de la tradition. On a sans doute pas besoin de procéder à un travail préparatoire qui repose sur des acteurs ayant le souci d'éclairer d'aider le ministère dans le labeur de la construction du système de soins de santé. Ils participeront à la construction des matériaux et à l'élaboration des méthodes. Il y a d'abord un problème d'acteurs, qu'il convient de préparer à travers la formation continue. Celle-ci est une sorte d'obligation déontologique pour le médecin, mais aussi pour le tradipraticien ; car, s'engager pour les soins de santé primaires, c'est aussi décider de renouveler son savoir bien au-delà de sa formation initiale. Ceci dit, tout acteur de la médecine s'engager dans la recherche en raison de multiples pistes à explorer.

Valorisation des connaissances

C'est ainsi que les médecins vont s'imprégner de la richesse médicamenteuse des plantes de la forêt africaine : « la luxuriance, la fécondité de la végétation des zones forestières, inconnues en Europe, parle d'elle-même et convainc les moins avertis des touristes de la puissance des simples [47] ». Ces plantes que le tradithérapeutes peut utiliser tantôt dans le sens de la rationalité, tantôt dans celui de la spiritualité ou même magique. Car le tradithérapeute, comme le souligne le père E. de Rosny est capable d'utiliser sa connaissance de la plante pour dissuader un patient impertinent :

> *Un nganga voulut calmer un malade qui gênait les autres pensionnaires par son arrogance et ses excentricités. Il lui fit prendre un bain dans l'eau duquel il jeta quelques pincées de poussière provenant d'une écorce forte. L'homme fut pris par*

[47] *Idem*, p.30

de terribles démangeaisons et promit bientôt de se tenir tranquille[48].

Cet exemple est fascinant et exotique, mais il faut amener les tradithérapeutes, les principaux utilisateurs des plantes à aller vers une utilisation plus rationnelle de ces plantes médicinales.

Le recensement

Car pour l'instant, la rationalité est plus dans la phytothérapie et la pharmacopée traditionnelle et n'est que secondaire dans des pratiques rituelles de cette médecine.

C'est avec cet état d'esprit qu'un travail préparatoire peut s'accomplir dans le cadre du service chargé de la médecine traditionnelle.

Ce travail opératoire doit conduire à l'enregistrement de tous ceux qui, comme membres d'associations de tradithérapeutes ou non, s'autoproclament tradithérapeutes ou médecins traditionnels. Il faut nécessairement aller voir ce qu'il y a derrière leurs affiches publicitaires, de manière à connaître les pathologies qu'ils maîtrisent. Cela implique la nécessité d'un recensement des tradipraticiens sur toute l'étendue du territoire national.

Ensuite, l'on passera à l'étape de l'enregistrement de leurs domaines de compétences, de manière à éviter de se retrouver avec ceux qui sont spécialistes de toutes les maladies, même les plus sophistiquées. On sait très bien que parmi eux, il y a ceux dont les compétences peuvent servir aux cardiologues, aux psychologues, aux pneumologues, aux gastro-entérologues, etc. La troisième

---

[48] *Idem*

étape consistera à s'intéresser à leurs recettes en fonction des pathologies. Quelles sont les plantes utilisées ? Quelles sont les plantes utilisées qui sont efficaces et pour quelles pathologies le sont-elles ? Officiellement, la question de la santé, notamment pour 80 % de la population africaine, selon les chiffres de l'Organisation mondiale de la santé, pose problème et nous conduit à réviser les rapports, tant sur le plan institutionnel qu'épistémologique, entre la médecine académique et la médecine traditionnelle, mais aussi les rapports entre les institutions de recherche scientifique du nord et du sud œuvrant dans le domaine de la santé, dans l'intérêt de sortir l'Afrique de l'apartheid scientifique. Et si, voilà notre position, ces gens se tournent vers les tradipraticiens de la santé ce n'est pas parce qu'ils boudent la culture occidentale, mais pour des raisons de précarité et d'exclusion. Le défi de la santé, est, par conséquent, celui de la démocratie en Afrique et l'on ne peut traiter cette question (la santé) sans la rattacher, d'une manière générale, à la question de l'environnement, c'est-à-dire du développement durable, à l'alimentation dans un contexte où chaque citoyen prend conscience que malgré les discours politiques en faveur de l'émergence, les petites satisfactions n'arrivent qu'à coup de grèves dans tous les secteurs d'activité. Les lois sont prises en Conseil des ministres, au bénéfice des plus nantis, pendant que le pays glisse sur la voie de l'augmentation des périls et que les penseurs, muselés qu'ils sont deviennent complices de la misère de leur peuple. Si les présents travaux ne reviennent pas sur la problématique des maux qui minent les systèmes de santé africains – ce à quoi nous nous serions livrés à cœur joie – en démontrant la structuration de la corruption et les détournements des crédits alloués aux établissements publics, c'est parce que nous voulons faire œuvre d'épistémologues. Le souci de la bonne gouvernance en vue de détourner le Gabon des autoroutes du mal, de manière à promouvoir un système de santé crédible, démocratique et accessible à tous nous paraît être l'orientation du système national de santé qu'il convient de structurer dans ses grandes articulations pour rassurer les populations.

La méthode participative

Notre méthode de travail a donc été d'observer, afin de *voir* le fonctionnement du système de santé nationale, sa structuration externe et interne. Ce que nous avons vu a été consigné dans nos écrits (essais et articles). Posant la question principielle de l'accessibilité aux soins de santé de qualité, nous avons tout simplement constaté que le Gabon et le sud du Cameroun étaient si enclavés, que la question de la santé se posait avec acuité. La structuration du système de santé ne tient pas compte des réalités sociologiques et il souffre d'une pathologie clairement identifiée : un système hospitalo-centriste qui se caractérise aujourd'hui par la construction des Centres Hospitalo-Universitaire qui sont des Hôpitaux de troisième génération. Les malades qui ne connaissaient que les hôpitaux de première génération sont en déphasage l'architecture ultra-moderne, en contraste avec et leur culture et leur pouvoir d'achat.

Il se développe alors des réticences de la part des petites gens qui trouvent qu'il est inutile de se rendre à l'hôpital, surtout que concrètement l'assurance maladie qui se met en place (CNAMGS) par le gouvernement ne couvre ni toutes les pathologies ni encore tous les médicaments et que, malgré tout, le médicament et l'hospitalisation a un coût. Pour un jour d'hospitalisation au Centre Hospitalo-Universitaire de Libreville, Service des Urgences pédiatriques les frais d'hospitalisation par jour (45. 000 Frs CFA soit un peu moins de 70 €) remontent à plus de la moitié du SMIG mensuel du salaire d'un Gabonais qui est à 80. 000 Frs CFA, soit moins de 130 €.

Voilà ce qu'il faut prévoir sans penser aux ordonnances du médecin ; car, ici le malade doit tout acheter, les soins de santé ne sont pas gratuits. Quand le philosophe constate que, sur le plan de la santé, le gouvernement n'exerce pas la justice de manière équitable, alors, il faut agir avec les acteurs du domaine concerné. Or, parler de ces acteurs, c'est penser à faire interagir les différentes médecines qui interviennent officiellement et officieusement dans le système de santé nationale à partir d'un projet global à l'intérieur duquel chaque système verrait la possibilité de ses interventions et pourra intervenir de manière ciblée au profit de la santé des citoyens. Le philosophe doit agir.

Pour, nous, il a été question de constater que la problématique de la santé, avant celle de l'éducation, devait, notamment avec l'accroissement des pathologies endémiques, être la première préoccupation des gouvernements des États africains.

Pour répondre aux problèmes sanitaires des pays en voie de développement, cette présente étude, dont le titre principal est « Inscription de la médecine traditionnelle le processus de mise en œuvre des soins de santé primaires en Afrique : Le cas du Gabon » et le sous-titre : « Vers un système thérapeutique d'approches complémentaires », se situe dans le prolongement des recherches que nous avons entamées à l'Université Jean Moulin Lyon 3.

Il se pose alors la question de la pratique de la philosophe africaine : comment philosopher en Afrique aujourd'hui ? N'est-il pas nécessaire que le philosophe analyse des questions concrètes de l'existence en saisissant ses problèmes concrets ? Saisir la problématique de la médecine nous semble être un exemple d'action que le philosophe doit mener dans ce continent. De plus, parler de médecine en contexte socioculturel, politique et économique africain, ce ne semble pas, à notre avis, une simple exigence académique. Interroger la rationalité médicale interculturelle en contexte africain, n'est-ce donc pas une question de vie ou de mort, en cette période historique où les feux de l'actualité brillent de pleins feux dans le sens de l'augmentation des périls ?

Le contexte socioculturel de la rencontre des rationalités et des imaginaires dans la constitution d'une médecine interculturelle africaine, à travers la stratégie des soins de santé primaires est pour nous une invite à penser les stratégies et les conduites de recherches en Afrique en fonction des situations et des contraintes spécifiques du terrain. Le chercheur se doit donc d'être à l'écoute de ce qui fait problème dans son milieu, d'où les différents aspects sociopolitiques auxquels nous conduirons nos analyses. Nous garderons présents en nos esprits que les domaines prioritaires pour le développement de l'Afrique sont : la santé, l'alimentation, l'environnement, l'éducation. Ils constituent, de ce point de vue, des champs d'investigation de choix qu'il convient d'explorer en prenant en considération l'environnement socioculturel africain, en vue de produire des connaissances susceptibles de répondre directement aux préoccupations concrètes des populations.

Forts de cette nécessité, pour une méthodologie efficiente, nous avons personnellement fait le choix de travailler sur la rationalité médicale à partir du terrain gabonais. L'objectif étant de promouvoir une recherche permettant de relever le défi de la santé en Afrique. Afin de ne pas paraître approximatif, et de coller notre discours à la réalité, il a été nécessaire de soumettre notre recherche à une méthodologie qui s'appuie sur les conditions d'existence concrètes et réelles des hommes et des femmes qui sollicitent directement les ressources du système de santé national gabonais. Il s'agit d'un système de santé qui utilise deux types de médecines : une médecine académique occidentale et une médecine traditionnelle africaine utilisant la pharmacopée et une forme de médecine traditionnelle initiatique. Quelle est la place de chacune de ces médecines dans le système de santé africain et dans la société africaine ? Quels sont leurs rapports ? Comment ces deux médecines peuvent-elles travailler ensemble dans les mêmes politiques de santé publique, à l'instar des soins de santé primaires ? Ne serait-il pas plus utile de mettre en valeur les lieux d'une collaboration féconde entre les deux médecines ?

La réponse à ces questions est envisageable dans le sens de l'élaboration d'un système de santé efficient et respectueux de la spécificité de l'évolution de la société africaine. L'exigence d'un accès aux données pertinentes a pour intérêt de nous amener à éviter de plaquer sur la société africaine les modèles qui leur sont extérieurs.

Parce que la philosophie est à la fois comme un phénomène spirituel et une discipline de vie, la présente étude a pour enjeu de poser la question de la santé en Afrique en rapport avec deux modalités d'exigence : celles de la tradition africaine et celles de la modernité en contexte d'occidentalisation de l'Afrique. Il s'agit d'un travail d'épistémologue, ayant pour ambition d'inspirer les institutions des pays africains dans l'intérêt de répondre à une problématique générale : quelle médecine pour l'Afrique ? Les objets permettant de répondre à cette préoccupation : nous, qui avons nous-mêmes fait l'expérience des médecines qui composent le système de santé africaine. On dira alors que cette épistémologie générale porte sur la médecine et sur des thérapies autour d'une politique, mieux d'une stratégie des soins de santé en vue de favoriser une meilleure accessibilité des populations africaines aux soins de qualité de manière ciblée.

Un objet complexe

Convient-il de le souligner au tout début de ce travail : l'objet de la présente réflexion est complexe et cette complexité relève en premier lieu du sens des mots en fonction du contexte socioculturel à partir duquel nos recherches se déroulent (société africaine), les mots ou les termes qui n'ont généralement pas la même signification dans le contexte socioculturel de nos interlocuteurs immédiats (universitaires français). À titre d'exemple, on aura le concept central, dans ces travaux de nganga qui désigne le médecin traditionnel qui, souvent, et de manière abusive, est qualifié de `sorcier` ou de `féticheur ` dans le langage courant.

Cette difficulté relève de la différence des cultures (vocabulaire) ; elle est celle de celui qui comprend les propos qui ont un sens dans les limites culturelles de la conscience négro-africaine à partir des postures d'un entendement d'Occidental rationaliste et modernisant. Cette première difficulté est consolidée par le caractère interdisciplinaire de notre objet d'étude qui, elle-même, se détermine méthodologiquement comme un fait social total, imposant ainsi une structuration holistique qui fait appel à plusieurs champs disciplinaires. Une saisie compréhensive qui se veut pertinente doit nécessairement interpeller, afin de rendre compte de leur rencontre, les rationalités, et imaginaires tant de la médecine rationaliste académique que des médecines alternatives, et, singulièrement de la rencontre entre la médecine traditionnelle africaine et la médecine occidentale moderne : il faut laisser ces arguments reposer sur plusieurs champs disciplinaires. Ce seraient, à titre d'exemple : la pharmacognosie, la psychologie, la psychanalyse, la psychiatrie, l'anthropologie sociale et culturelle, l'anthropologie médicale, la biologie végétale et animale, l'épistémologie, la théologie, la géographie de la santé, etc. Cela dit, la nature même des problèmes traités implique des glissements constants et des implications constantes entre ces divers champs disciplinaires, mais qui par mégarde peuvent induire des confusions ?

En conséquence, étant entendu que, selon l'expression de Marcel Mauss, la santé est, un fait social total, il convient de prendre positivement les « digressions entre champs disciplinaires ». Car, la rationalité scientifique en son expression académique ne peut, à elle seule, se suffire pour rendre compte de notre champ de recherche. Ici, il faut avoir à l'esprit qu'il s'agit de veiller sur les frontières, tout en sachant que la frontière est avant tout le domaine du risque : celui d'entrer en terre étrangère ou d'être expulsé et, pour ce qui nous concerne le risque est toujours d'être en dehors du paradigme et donc, de n'appartenir à aucun champ disciplinaire.

Pourtant, il convient de prendre suffisamment du recul et de la mesure et de garder en conscience que les présents travaux nous situent au carrefour des rationalités scientifiques et expérimentales, mais aussi des pratiques traditionnelles qui, en fait, sont liées à des pratiques fondées sur des croyances religieuses de type initiatique. Dès lors, tous ces champs disciplinaires sont utiles pour comprendre la rationalité de l'activité thérapeutique des praticiens de la médecine traditionnelle.

Le nganga

En contexte socioculturel subsaharien, notamment dans l'univers culturel bantou, on les désigne par *le mot nganga* dans le monde bantou : ces personnages qui s'occupent de prendre soin des personnes malades, à partir de trajectoires et d'itinéraires thérapeutiques qui reposent sur des actions rituelles.

Ces personnes sont compétentes dans un contexte psychosocial où la révélation des forces inexpliquées de la nature et l'expérience des faits ont généralement pour résultat le déclenchement des réflexes pour l'autodéfense. On ne s'étonne donc pas de voir que ces personnages sont généralement responsables de temples de sociétés initiatiques traditionnelles. Ce sont majoritairement les gradés des rites initiatiques gabonais, qui prennent en charge la santé des populations africaines. En parlant de la médecine traditionnelle, notamment gabonaise, parmi les rites initiatiques qui pratiquent directement ou indirectement la guérison traditionnelle, on a, entre autres : Mboumba Iyano, Ombwiri, Bwiti, Djobi et autres. La caractéristique commune de ces rites initiatiques consiste dans la consommation de plantes psychédéliques, mais aussi le recours à la *vision onirique.* Parler de tradipraticiens, au Gabon, et partout en Afrique, c'est donc faire appel à ces hommes dont les pratiques et les démarches de soins sont fonction des représentations de la santé et de la maladie, ayant des références constantes avec l'Univers des êtres fantastiques. En référence à ce monde en raison duquel ils mènent généralement une existence de type religieux, on les consulte parce que l'on a la conviction que leur mode de connaissance fait d'eux des magiciens, de sorte qu'on les désigne vulgairement comme « féticheurs » et même que l'on les confond en les désignant par le nom de « sorciers ». Pour André Raponda-Walker et Roger Sillans, ce sont des mages et détenteurs de secrets bénéfiques, ou maléfiques et disposant d'une « connaissance étendue de diverses propriétés de certaines plantes – pour assurer la fidélité mutuelle entre époux, pour calmer un ennemi ou s'attirer de la bienveillance – comme *Scoparia Dulci* (Scrophulariacées) dont on utilise les feuilles que l'on mâche ou que l'on tient dans le creux de la main[49] ». Pour les mêmes auteurs, ceux qui s'occupent de médecine traditionnelle, les *ngang,* comme on les appelle au Gabon, jouent un rôle social déterminant : « c'est encore à eux que l'on fait appel pour consulter les morts, demander leur avis, pour provoquer des enchantements, pour accéder aux exorcismes, prédire l'avenir[50] ».

Leur mode de connaissance, de même que leur rôle social des praticiens de la médecine traditionnelle, donne à ces personnages des compétences pour agir sur des phénomènes qui, du point de vue de la rationalité cartésienne, sont à entendre comme des phénomènes

---

49 RAPONDA – WALKER (A.) et coll. : *Rites et croyances des peuples du Gabon,* Éd. Raponda-Walker, Libreville, 2011, p. 31-32.
50 *Ibid.,* p. 32.

paranormaux. Il n'est d'ailleurs pas rare que l'on assiste, au cours de leurs cérémonies appelées *ngozé,* à des manifestations qualifiées d'être anormales se produise. Nous avons, pour cela, le témoignage du père J. Neu[51], qui signale des manifestations supranormales auxquelles se sont livrés des initiés dans certaines circonstances. C'est ainsi qu'ils faisaient apparaître, pendant la nuit, au milieu de la forêt, et devant une nombreuse assistance, n'importe quelle personne décédée qu'on leur demandait de faire apparaître.

Ce prêtre affirme qu'il a côtoyé des officiers européens qui, ayant assisté à la danse du *Bwiti* « par curiosité, avaient vu, de leurs yeux, l'une ou l'autre personne morte – qu'ils avaient demandé à voir – des commerçants européens, morts depuis longtemps, et même jusqu'à la frégate-amirale qui, à ce moment-là, était en Amérique ![52] » (A. R. Walker.) Dans tous les cas nous sommes face à un mode de représentations et de connaissances auxquelles font référence, dans leur cérémonie, les initiés pour révéler, « des choses cachées, et les rendre, parfois, visibles à d'autres, dans certaines

[51] Lettre du P. J. Neu de Ste-Marie, le 16 octobre 1882, au T.R.P. *(Archives C.S.SP.,* boîte 173, Gabon Deux-Guinée, Dossier II/Gabon, 1882), cité par RAPONDA – WALKER (A.) et coll. : *Ibid.* p. 224.

[52] RAPONDA – WALKER (A.) et coll. : *Ibid.* p. 224. Peut-on donc croire à ces allégations dans la mesure où les auteurs de ce propos ne sont pas des témoins oculaires des faits rapportés. Se désignant par leurs noms, ils affirment eux-mêmes ce qui suit : « Or A. Walker, pas plus que R. Sillans n'a été témoin des scènes de ce genre. Cependant ces faits, qui ne semblent pas avoir été des phénomènes d'hallucination collective, sont confirmés dans le pays, par des chefs de clan et le village, à qui l'on attribue généralement la faculté d'avoir une "double vue" sic », cf. p. 32, cf., PONDA – WALKER [A.] et coll. *Ibid.* p. 224.

circonstances, notamment au cours des séances de publiques du *Bwiti*[53] ».

Contexte de la thérapie traditionnelle

C'est naturellement dans ce cadre que prennent place toutes les étapes de la thérapie traditionnelle et, dans celui-ci, les participants sont en constante relation avec les vivants et les morts, les réalités visibles et invisibles. Il faut par conséquent rappeler que le tradipraticien fonde son activité sur un mode de connaissance tout aussi honorable que la rationalité. Pour assurer la guérison des corps souffrants et des âmes perturbées, celui-ci utilise des techniques de concentration spirituelle de type initiatique et a recourt à une activité raisonnée (la phytothérapie et la pharmacopée). Rationalité et imaginaire ne s'opposeraient donc pas au regard de la rigueur que les praticiens de la médecine traditionnelle déploient dans le développement de leurs démarches thérapeutiques, allant du diagnostic à la thérapie en passant par le suivi du patient (CFD[54]).

Cela dit, quoique déconcertants et, à la limite, rebutants pour un esprit rationaliste, nos travaux vont dans le sens de la complémentarité entre les deux médecines, une démarche qui s'impose aux systèmes de santé nationaux d'Afrique, comme la réponse à la problématique de la santé de sa population. Seulement, et comme nous le verrons en filigrane dans les chapitres qui vont suivre, il conviendrait de ne pas aborder la médecine traditionnelle

[53] *Ibid.* p. 31.
[54] Ce qu'il faudra démonter.

comme une médecine simplement complémentaire à la médecine académique, ce qui la réduirait, nous insisterons là-dessus plus loin, à une sorte de médecine des recettes à laquelle le médecin a recours quand il y a rupture de médicaments à la pharmacie de l'hôpital.

Il est plutôt question de concevoir cette complémentarité comme un rapport où la médecine traditionnelle est perçue comme une autre médecine, reposant sur son mode de pensée et de fonctionnement. Chaque médecine a besoin de l'autre se parfaire. Ainsi, cette exigence de complémentarité, entre les deux médecines, s'impose d'elle-même d'autant plus que l'exige le mode opératoire de la médecine traditionnelle qui, par lui-même, est une combinaison de différents modes de connaissances, envisagées à partir de l'enchevêtrement du symbolique et du rationnel, du visible et de l'invisible, de la foi et de la raison.

Un enjeu philosophique

En guise de rappel et de précision, disons que nous poursuivons cette interrogation des systèmes thérapeutiques modernes et traditionnels dans l'optique de la recherche d'un système de santé où l'homme qui vit en contexte socioéconomique et culturel africain accéderait plus facilement aux soins de santé. Cet objectif qui appelle des arguments institutionnels et épistémologiques cache un enjeu philosophique et culturel qui, à nos yeux, est aussi important que le premier : faire des soins de santé primaires un prétexte pour la rencontre des rationalités et des imaginaires, à travers un cadre de pratiques où culture du monde occidental moderne et tradition ancestrale africaine se rejoignent mutuellement.

Il s'agit de sortir du déchirement issu d'un double courant de pensée qui nous entraîne vers les valeurs du monde noir et nous retient dans les valeurs européennes. Cela dit, il est question de penser une sorte miracle africain – au sens du miracle grec – pour la simple raison que le miracle se conçoit comme métissage culturel. Dans cette perspective, nous sortons d'un africanisme raciste de la première conception de la négritude, pour une philosophie africaine de l'ouverture. Une philosophie sans doute pratique où les acteurs et les partenaires du soin s'inscrivent dans une dynamique d'ouverture, où chaque médecine se donne à l'autre sans contrainte. Telle est la démarche que nous préconisons pour l'avènement de ce que Jean-Paul Sartre appelle des métis culturels et qui est devenu le leitmotiv de la lutte culturelle du poète-président Léopold Sédar Senghor.

Il est donc question, à partir des rationalités et des imaginaires de la santé et des médecines modernes et traditionnelles, de faire dialoguer les acteurs de la santé, les médecins et les tradithérapeutes de tout acabit. Ainsi, parvenir à greffer sur la raison intuitive, la raison discursive, donc d'inscrire la médecine traditionnelle dans le processus des soins de santé primaires.

Dans cette perspective, la préoccupation fondamentale de notre recherche ne consiste donc pas uniquement en la valorisation de la médecine traditionnelle, comme ensemble de pratiques en vue de la prise en charge de la santé. Une telle orientation de notre travail nous ferait courir le risque d'apporter notre caution à une attitude raciste consistant à affirmer et à se renfermer dans l'idée que, *nous Africains,* avions notre médecine avant l'arrivée des Occidentaux colonisateurs. Il est plutôt question d'une réflexion qui, en partant des soins de santé primaires comme support et lieux où travaillent des formes de médecines en cohérence avec les aspirations culturelles et politiques des peuples africains, aboutit à l'interculturalité.

L'hubris

Par conséquent, ce travail a pour intention d'inviter les praticiens de la médecine travaillant au sein de l'espace culturel africain, à cultiver le sens de la mesure, de sorte qu'ils puissent se méfier de *l'hubris*, afin de développer, le sens de la complémentarité, le sens du métissage culturel.

Qu'il y ait une intention politique dans la présente recherche, cela ne devrait pas étonner quelqu'un qui fait profession, comme Socrate ou Platon, de philosopher : tout comme, à l'époque de Platon nous avons la conviction qu'il est possible de changer la vie politique de notre époque par l'éducation, mais une éducation à la santé. Pour remplir notre devoir d'intellectuels africains et, notamment dans la cité gabonaise, la réflexion philosophique nous apparaît comme le moyen privilégié pour nous occuper des affaires de la cité. Contribuer à rendre le bien le plus précieux de l'homme à ses compatriotes, c'est-à-dire la santé à chaque citoyen, par l'étude des pratiques de soins de santé de l'homme, n'est-ce pas faire œuvre de philosophie ? C'est une dynamique de recherche philosophique qui consiste fondamentalement à retrouver la justice dans la vie publique et dans la vie privée. Il ne s'agit donc pas de réfléchir simplement sur des questions abstraites, mais de se consacrer à tous les éléments qui encadrent l'existence pour la rendre viable. Ainsi, comme pour Platon, notre « tâche de philosophe » consiste à agir, pour ne pas faire de la philosophie une discipline « pour un beau parleur » incapable d'agir[55] ».

Développement des connaissances

La formation des citoyens est fondamentale pour un peuple qui se veut démocratique, notre ambition est de former les tradithérapeutes en les dotant d'un savoir bien supérieur que l'État devait leur fournir, mais d'un savoir fondé sur une méthode rationnelle, rigoureuse, exploitable en dehors des cercles initiatiques. Ainsi, au plan théorique, nos analyses prennent une dimension métaphysique qui ne se démarque pas de la pensée traditionnelle chez les Bantous. La médecine traditionnelle africaine va ainsi se donner à nous comme sorte de philosophie pratique si tant est que l'ensemble de ses pratiques des soins, qu'elles relèvent du corps ou de l'esprit, pose la notion de *force* comme fondamentale : on se soigne pour acquérir un surcroît de force, un plus de vitalité.

Métaphysique et morale

Cette médecine va, de ce point de vue, se donner à nous comme une manière de gérer les rapports de l'homme avec son environnement, d'où la possibilité qui nous a été donnée d'écrire, en marge du présent travail, un texte dont le titre provisoire est : *Éthique de la manifestation de la nature.* Cet ouvrage, comme nous le verrons dans le présent travail, révèle la considération que le Bantou a pour la force, en tant que notion qu'il fonde l'ensemble de toutes les pratiques thérapeutiques de la médecine

---

[55] PLATON : *Lettre VII,* 328 b-329c trad. Brisson,

traditionnelle. Elle (la force vitale), qui comme l'a montré Tempels, constitue le principe de la métaphysique, reste, effectivement, ce principe de toutes les activités humaines et de l'homme bantou. Elle en est le principe d'ordre, celui de l'ordonnancement du monde.

La force, cet élément-principe, suppose donc la plus grande harmonie entre les éléments (l'être humain et son monde) et situe toutes choses dans un ensemble cohérent, en maintenant et en remettant chaque élément à sa place, de sorte que chaque élément de la nature puisse, dans la symphonie cosmique, selon l'ordonnancement du monde, jouer sa partition au sein du vivant.

Dans la même perspective, il importe de souligner l'ancrage du présent travail dans l'orientation d'une anthropologie philosophique. Il suffit pour cela de rappeler, et nous le verrons dans les pages qui suivent, que toutes les pratiques de la médecine traditionnelle ouvrent la conscience à une méditation philosophique sur la personne elle-même. Se soigner en médecine traditionnelle, revient à interroger sa conduite morale, de sorte que la morale est une conditionnalité pour la mise en route de la guérison. Les pratiques de soins de la médecine traditionnelle seraient donc fonction d'un mode d'existence qui fait sens dans l'entendement de la tradition.

D'où la nécessité, pendant le traitement de sa maladie, de répondre à ces trois questions rendues célèbres par le philosophe Kant : « qui suis-je, d'où viens-je, où vais-je ? » Toute la démarche de guérison au cœur de la médecine traditionnelle – qu'il s'agisse de la phytothérapie ou de la médecine initiatique – consisterait donc dans cette démarche philosophique où l'homme, devenu malade, s'interroge en fonction de sa vision du monde, une vision conforme à celle de sa société. De ce point de vue, les pratiques de soins de santé de la médecine traditionnelle constituent la marque d'une certaine identification du sujet à son groupe, sa manière de se situer par rapport à la nature et, partant, au cosmos, c'est-à-dire un univers ordonné, un ordonnancement du monde.

On rappellera, par conséquent que, parler de la médecine traditionnelle négro-africaine en général et gabonaise, en particulier, c'est envisager une réflexion éthique et épistémologique sur la conception traditionnelle de la vie chez les peuples d'Afrique noire. Cela nous amène à préciser que, en raison de sa manière de vivre quotidiennement, le Négro-africain perçoit l'existence sur le fondement d'une ontologie de la force vitale, mieux à traves le dynamisme de l'énergie vitale. Telle est la thèse de Tempels. Par conséquent, prendre en charge sa santé, consisterait donc pour le Bantou à s'engager dans une démarche qui aurait pour finalité d'acquérir plus de force vitale, de sorte que, se soigner, cela reviendrait à envisager l'existence à partir d'une conception du monde qui fait de la vie un phénomène de puissance appelé : force. À ce titre, le révérend père Tempels, auteur de *La philosophie bantoue*, à travers les propos suivants, nous permet de penser la médecine traditionnelle et l'ensemble de ses pratiques, comme une sorte de philosophie.

En effet, cet auteur belge avait écrit : « pour les Bantous, tous les êtres de l'univers possèdent leur force vitale propre ; humaine, animale, végétale ou inanimée. Chaque être a été doté par Dieu d'une force susceptible de renforcer l'énergie vitale de l'être le plus fort de la création : l'homme[56] ». Ce propos justifie d'une manière

---

[56] TEMPELS [Pl.] : *La Philosophie bantoue,* Présence Africaine, Paris, 1965, p. 31.

générale le rapport que l'homme noir entretient avec la nature et son recours à la médecine traditionnelle : chaque pratique se fait dans une existence dont l'existence sur le fondement est l'acquisition d'un surcroît, de force contenue en toute chose. Se soigner, reviendrait, peut-être, à envisager l'existence de l'amour, comme un fleuve impétueux dans lequel le patient, en perte d'énergie, se plonge pour recharger continuellement son énergie, comme une pile électrique. De ce point de vue, la médecine traditionnelle serait-elle ensemble de moyens mis à la disposition de l'homme dans la cité traditionnelle en vue de la conservation de l'énergie vitale ?

Le champ de la philosophie

Le champ de notre étude est, de ce point de vue, celui de la philosophie, mais il a pour complément l'anthropologie culturelle. Ainsi, au plan épistémologique, les concepts qui organisent théoriquement nos analyses et fondent nos propositions sont : la rationalité et l'imaginaire. Il s'agit là de deux modes de connaissances qui caractérisent l'être humain et détermine son rapport au monde, à ce monde qu'il a en partage avec les autres. Parler d'un système de santé dans lequel la médecine occidentale moderne et la médecine traditionnelle fonctionnent ensemble de manière synergique, c'est rappeler la vue selon laquelle la médecin occidentale moderne a pour référence identitaire : la rationalité, alors que l'imaginaire serait le lieu de construction et de l'élaboration de tout ce qui se rapporte, parfois péjorativement, à la culture africaine et, donc à la médecine traditionnelle.

Cette dichotomie donnerait à penser que la rationalité caractérise fondamentalement tout ce qui est occidental, tandis que l'imaginaire est ce qui est en partage dans les cultures non occidentales. L'assertion de Senghor : « la raison est Hellène et l'émotion est nègre » viendrait de la sorte renforcer une sorte d'opposition radicale entre les productions occidentales et celles de la société africaine. En l'occurrence, on opposerait la médecine moderne à la médecine traditionnelle africaine. Accentuer cette radicalisation, n'est-ce pas oublier que l'homme est un et qu'il est doué à la fois de rationalité et d'émotion ou d'imaginaire. Il n'y a donc pas de spécificité nègre à opposer à la spécificité blanche ; ainsi notre conception de la politique de structuration du système de santé africain ne s'organise-t-elle pas sur la base de cette opposition radicale. Comment utiliser la rationalité et l'imaginaire dans la construction, la fondation et l'élaboration d'un système de santé permettant d'accéder aussi bien à la médecine occidentale dans le contexte culturel africain qu'à la médecine traditionnelle ?

On peut, dans cette optique, au regard des grandes articulations du présent texte, dont les analyses prennent en compte les fondements de la philosophie de la négritude et, tenant compte de la vision du monde chez les Bantu, tenter de dépasser les oppositions entre rationalité et imaginaire. Nous n'envisagerons donc pas les rapports entre la médecine occidentale et la médecine africaine sur la base d'une opposition radicale entre rationalité et imaginaire.

Dès lors, il n'est pas question d'aborder la rationalité et l'imaginaire dans la perspective d'une opposition radicale, mais dans une dimension de complémentarité. On va donc entendre par rationalité dans la médecine traditionnelle, une certaine façon de rendre possible l'utilisation des pratiques traditionnelles dans le système de soins modernes. Le travail des chercheurs consisterait, à cet effet, à produire tout simplement ce que l'OMS qualifie de médicament traditionnel amélioré (MTA)[57].

Notre recherche vise donc la juxtaposition bienveillante qui permet d'envisager la complémentarité sur la base de la synergie de deux systèmes de pensée comprise comme une sorte de dynamique des forces utilisables pour la défense de ce bien le plus précieux, c'est-à-dire la santé. Notre observation des pratiques thérapeutiques de la médecine permettra, notamment pour ce qui est de la rigueur dans les pratiques de la médecine traditionnelle africaine, de ne plus identifier la médecine traditionnelle comme le lieu exclusif de l'imaginaire. Une telle perspective la présentait comme un ensemble de pratiques scientifiquement insuffisantes.

---

[57] Cela signifie donc que la recherche scientifique consistant en la promotion de la médecine traditionnelle en vue du développement des systèmes de santé dans les pays africains va s'entendre exclusivement comme une *amélioration* des recettes traditionnelles utilisables par les médecins *en contexte de précarité ou de pénurie de* médicaments pharmaceutiques en milieu hospitalier africain. Dans cette perspective, la recherche scientifique, chez les africains travaillant dans le domaine de la santé consistera à répondre à la question suivante : comment se servir du patrimoine culturel africain pour améliorer le rendement de la médecine occidentale dans le contexte socioéconomique africain ?

Nous montrerons ce qui, dans ces pratiques thérapeutiques, doit se développer pour que le rendement de la médecine traditionnelle soit perçu par les administrateurs du système de santé comme suffisamment dignes de la modernité. L'enjeu d'une telle perspective consiste en une sorte de refus de hiérarchisation des médecines, car l'on risquerait d'oublier que toute médecine est avant tout une ethnomédecine. Chaque pratique thérapeutique est une réponse à un besoin culturel ; c'est conformément aux besoins et pour satisfaire les aspirations des hommes et des femmes que les praticiens, dans leur communauté, trouvent des solutions pour prendre en charge les troubles dont sont victimes leurs concitoyens. En ce sens, toute médecine évolue avec sa communauté, et s'enracine dans l'évolution culturelle de ceux qui la pratiquent.

Des difficultés à dépasser

Les deux médecines relèvent, chacune d'une épistémologie spécifique avec des modalités de la connaissance qui leur sont propre, selon leurs modes de représentation. Elles ne poursuivent donc pas toujours les mêmes objectifs. Mais alors, comment envisager la complémentarité entre médecines moderne et traditionnelle ? Rappelons à ce propos que la médecine moderne est cette « science de l'homme ou science tout court [cette] technique scientifiquement étayée ou pratique empirique, cette médecine frottée de technoscience [qui est bien] la médecine d'aujourd'hui[58] » (A. L. Boch).

[58] BOCH [A. – L.] : *Médecine technique, médecine tragique. Le tragique, sens et destin de la médecine moderne,* Seli Arslan, 2009, p. 39.

Quant à la médecine traditionnelle, elle pourrait se définir comme cette « combinaison globale de connaissances et de pratiques, explicable ou non, utilisée pour diagnostiquer, prévenir ou éliminer une maladie physique, mentale ou sociale, et pouvant se baser exclusivement sur l'expérience et les observations anciennes transmises de génération en génération, ou oralement ou par écrit[59]. » (A. Sofowara.)

Malgré les divergences épistémologiques flagrantes entre ces deux médecines, le projet de concevoir une politique de santé primaire basée sur leur collaboration mutuelle reste tout de même dans l'ordre du possible. Il semble, en effet, de notre point de vue – ce que nos développements tenteront d'établir – que la possibilité que nous avons de rendre efficiente la stratégie des soins de santé primaires et donc, de mettre au point un système thérapeutique complémentaire, consiste dans la nécessité d'établir des rapports compréhensifs entre « médecines » et « cultures ». Cet axe de réflexion pose sans doute la problématique de la relation entre la « personne malade » et la médecine qui le prend en charge. Car, faut-il le constater, la médecine moderne est devenue trop spécialisée, de sorte que la médecin se désintéresse de la personne malade dans sa globalité, pour ne concentrer ses efforts que sur les symptômes et la maladie.

La seconde difficulté que pose cette recherche, outre la question du statut épistémologique, est celle du statut juridique de ces médecines pour une prise en compte honnête de chacune d'elles dans le système de santé. En effet, si la médecine occidentale apparaît toujours comme la médecine de l'autre, la médecine traditionnelle africaine

---

[59] SOFOWARA [A.] : *Plantes médicinales et médecine traditionnelle d'Afrique,* Karthala/Académie suisse des sciences naturelles, Paris, 2010, p. 16.

se dessine encore dans l'esprit des politiques comme une médecine de substitution. On n'en parle dans les discours officiels et de politiques de santé (ministère de la Santé, OMS, etc.) que pour pallier les carences de la médecine moderne ou officielle. En plus, la médecine traditionnelle n'est concrètement pratiquée que par des personnes qui ne sont pas suffisamment scolarisées. Cela dit, en quoi la démarche initiatique, associant matérialité et spiritualité, peut-elle être un apport avantageux pour la médecine académique d'origine occidentale ? Dans quel domaine de la santé cette médecine peut-elle contribuer avantageusement pour prendre en main la souffrance humaine ?

La troisième difficulté réside dans la question des représentations de la maladie et de la prise en charge du patient en contexte interculturel, qui déborde largement le champ épistémologique de ces pratiques thérapeutiques. La maladie devenant un enjeu éthique et politique, il importe de poser la problématique de la relation (du lien) dans ces différentes déterminations en contexte culturel africain. Dès lors, cette réflexion posera des questions épineuses liées à la sorcellerie comme mode de gestion de la société traditionnelle. Ainsi, nos travaux prennent un tournant particulièrement délicat, puisqu'il sera question d'interroger les mentalités en confrontant d'une part, de la mentalité dite scientifique, d'autre part, la mentalité dite fétichiste.

Fort de ces diverses difficultés dans la mise en place d'une collaboration entre les deux médecines, nous identifions deux niveaux de réflexion dans cette recherche. La première est de tenter de comprendre, par une analyse culturaliste, le mobile d'action et les résultats thérapeutiques de ces médecines – moderne académique et traditionnelle Africaine – dans le cadre d'une politique commune de santé publique. La seconde est d'exalter les moments d'une rencontre entre un peuple et sa tradition culturelle, entre une population et ses références identitaires. Cette dynamique de notre recherche prend en compte les contradictions épistémologiques liées aux thérapies.

À titre d'exemple, comment comprendre qu'en Occident la *sorcellerie* soit liée à un contexte sacralisé répondant ainsi à l'exercice des « exorcistes » alors que, en Afrique, paradoxalement, elle soit portée par un contexte désacralisé et par l'exercice de pratiques thérapeutiques quasi profanes ? On a ici, un exemple de problèmes conceptuels qui suscite des malentendus et mine les rapports entre les deux médecines. Les concepts utilisés pour désigner les étiologies sont occidentaux et ne tiennent pas compte du sens et de la signification du contexte endogène pour construire une épistémologie et une éthique de la médecine interculturelle africaine qui soit correctement fondée.

La question

Cette orientation conduit à nous poser la question fondamentale suivante : étant donné le contexte socioculturel des populations africaines, objectivement tiraillées entre l'uniformisation néocolonisatrice et le foisonnement de leurs cultures originelles, quelle place et quelle part donner à la médecine traditionnelle dans le système de santé publique gabonais ? Cette question fondamentale entraîne inévitablement d'autres : faut-il intégrer la médecine traditionnelle dans le Système de Santé moderne et conventionnel en lui confiant, comme le préconise l'OMS, la charge de participer à l'animation des Soins de Santé primaires, point d'entrée du Système de

Soins ? Faut-il intégrer les tradithérapeutes, à titre individuel, selon leurs capacités thérapeutiques, qui au niveau des Soins de Santé Primaires, qui au niveau des Centres de Soins du District, qui au niveau des hôpitaux provinciaux ou préfectoraux, qui au niveau des CHU (Centre Hospitalier Universitaire ? Ou a contrario, faut-il laisser évoluer séparément médecine conventionnelle et médecine traditionnelle, quitte à forger un cadre de coordination permettant des rencontres en vue d'échanges fructueux visant à l'élévation de la qualité des soins et de l'efficacité de ces soins ? Quelle est la place de la médecine traditionnelle dans la société gabonaise aujourd'hui et quel est le statut de ses acteurs ?

Conversion du regard et dépassement

Cette stratégie implique une conversion du regard que les modernes portent sur les médecines traditionnelles par rapport à la médecine académique. En fait, dès 1950, avec le premier Directeur général adjoint de l'OMS, Dr Dorolle, il a été souhaité que les médecines traditionnelles sortent du mépris dans lequel les tenaient les sociétés industrialisées sous prétexte que les populations qui les pratiquaient étaient « sans machine ». Mieux, depuis 1978 à la 28e session du Comité régional africain, l'Organisation mondiale de la Santé invite ses États membres à prendre les mesures nécessaires et adéquates permettant d'utiliser les médicaments et les plantes de leur pharmacopée traditionnelle dans leurs systèmes de soins, afin de faire face aux divers problèmes de leurs communautés. En outre, la politique de *santé pour tous en l'an 2000* constituait une obligation pour tous les pays d'Afrique dans la promotion et l'encadrement technique et scientifique de la médecine traditionnelle pour qu'elle apporte sa caution dans l'amélioration de la santé des populations.

De fait, notre réflexion trouve ici tout son fondement[60]. Aussi, l'objectif de notre travail consiste à établir l'équilibre entre les deux médecines. Il s'agit de cet équilibre que B. Malinowski « cherchait entre les sciences de la nature et leurs applications : *« Il faut de toute urgence établir [disait-il] un équilibre entre les sciences de la nature et leurs applications*[61] *»*. L'intérêt de cette orientation consiste dans l'aspect utilitaire de la rencontre des rationalités et des imaginaires de la médecine : intégrer le principe du *feed-back* entre la démarche de guérison d'un patient et son environnement.

L'objectif de l'Organisation mondiale de la santé en Afrique avait aussi pour enjeu de préparer le terrain à la construction d'une véritable industrie pharmaceutique africaine. Cette industrie ne ferait qu'exploiter les recettes des tradipraticiens de la santé tout en les mettant de côté après avoir obtenu leurs recettes. Cela, sachant que la 29e session de la même commission de l'OMS recommandait aussi bien aux États membres qu'au Directeur Régional de

---

[60] Cette stratégie de l'OMS pose la médecine traditionnelle comme partenaire incontournable de la médecine officielle pour la réalisation du projet *santé pour tous*. Seulement, si notre recherche intègre la « résolution AF/RC50/3 » adoptée en 2000 à Ouagadougou par les pays membres de la Région Africaine de l'OMS, résolution qui porte sur la « promotion du rôle de la médecine traditionnelle et les tradipraticiens de la santé », et voudrait considérer les deux médecines comme des partenaires importants pour atteindre l'objectif de la *santé pour tous*, la particularité de notre travail consiste dans la recherche des moyens en vue de la réalisation d'un tel projet.

[61] MALINOWSKI [B.] : *Une théorie scientifique de la culture et autre essai,* Maspéro, Paris, 1968, p.17.

poursuivre leurs efforts en vue de fournir aux communautés les médicaments principaux et les ressources nécessaires en médecine traditionnelle.

Notre tâche est d'autant plus fondamentale qu'on a encore deux blocs de praticiens représentatifs des deux cultures concernées par ce dialogue qui s'affrontent plutôt que de dialoguer : la médecine moderne considérée par les Africains comme la médecine des Blancs colonisateurs et négateurs des valeurs de leur tradition, d'une part, et la médecine traditionnelle incarnant une résistance farouche contre les nouveaux agresseurs de la tradition. Or, le concept de « soins de santé primaires » participe de la volonté de mener une étude en faveur d'un système thérapeutique authentique, adapté et ciblé. De sorte que notre étude contribuerait à l'enrichissement réciproque de la médecine académique moderne et des médecines traditionnelles. Loin de nous l'idée de postuler à une hiérarchisation des médecines, nous cherchons simplement à interroger un système médical par un autre, dans une vertueuse réciprocité. Mieux, nous ne voulons pas plaider pour l'intégration pure et simple de la médecine traditionnelle africaine dans le système de santé occidental — qui s'est imposé comme une norme des politiques de santé en Afrique contemporaine. Le présent travail se propose qu'en mouvement inverse et synchrone, la médecine traditionnelle cherche à gagner en rationalité pendant que la biomédecine chercherait à gagner en spiritualité et en humanité.

Telle est la principale orientation des présents travaux qui démontrent la double polarisation du système thérapeutique interculturel entre « imaginaires et rationalité », tout à la fois de la médecine africaine et de la médecine européenne, pratiquée en Afrique.

L'enjeu de ce croisement de la rationalité et des imaginaires consiste dans la nécessité de développer un système dont les approches thérapeutiques correspondent aux représentations endogènes. Car, pour ce qui est de la relation médecine et société, il est à coup sûr périlleux de pratiquer une médecine dont les fondements sont indifférents aux aspirations des populations. Le traitement de la maladie devrait, dans tous les cas, déployer le réseau de signification systématique et contextuelle attaché aux représentations de la maladie et de la santé dans la vision africaine du monde. Cela implique que l'on en vienne d'abord à clarifier les positions théoriques fondamentales des médecines, notamment traditionnelles, puisqu'elles présupposent une vertu thérapeutique propre à la nature. On pourrait d'ailleurs s'interroger à ce sujet : qu'évoque la notion de nature à laquelle font référence ces pratiques thérapeutiques ?

Cette recherche intègre culturellement la perspective de Bronislaw Malinowski en ce sens qu'elle vise la réduction du fossé creusé entre les sciences de la nature et les sciences sociales, corrigeant ainsi un manquement dans le traitement de la maladie dans la médecine officielle. En fait, dans la formation de ses praticiens, la médecine officielle « n'accorde aucune place à l'expérience de la maladie, ni en tant que concept général ni comme ouverture pratique à forme concrète qu'elle revêt à titre individuel chez les soignés[62] », comme le souligne avec regret Alain Froment.

La tonalité de l'orientation de notre recherche consiste dans la nature et les traits essentiels de ce mal que l'on nomme maladie. Faut-il la traiter comme une panne de

---

[62] FROMENT [A.] : *Maladie. Donner un sens,* Éditions des archives contemporaines, Paris, 2001, p. 100.

voiture en oubliant qu'il s'agit d'une question qui touche à l'être de l'homme et pas uniquement au fonctionnement de l'organisme ? La médecine traditionnelle interpelle la médecine officielle sur cette représentation de l'homme, notamment pour un *prendre soin* qui prend en compte tous les besoins de celui qui, fragilisé sous les effets de la maladie, du grand âge ou d'un accident de la vie, remet sa vulnérabilité entre les mains d'une équipe soignante.

De fait, notre démarche – en marge de tout parti-pris idéologique – consiste dans la proposition de constituer, dans le domaine de la Santé, un système conceptuel extraeuropéen à l'instar de ce qui a prévalu dans la philosophie grecque : l'exigence de la rationalité. Cependant, tout en observant une distance critique avec la tradition africaine nous recherchons une médecine à visée spirituelle et humaniste qui repose sur deux piliers fondamentaux : la rationalité et l'imaginaire. Il importe donc de traquer les impostures, tant du point de vue de la médecine moderne que de celui de la médecine traditionnelle.

Cette orientation de la réflexion aura pour enjeu de déterminer, à partir d'un cadre sociologique précis – celui du Gabon –, ce que l'on est en droit d'attendre d'une « médecine traditionnelle gabonaise ». La question du fétichisme et celle du rapport au fétiche est non seulement une question d'objets [la médecine moderne et la médecine traditionnelle], mais également celle qui porte sur la manière d'appréhender l'objet [le médecin et le tradipraticien] qui guérit.

La médecine gabonaise

Ils connaissent les plantes dont les substances agissent sur les facultés cognitives et qui développent la sensibilité, c'est le cas de l'iboga. La nature est l'instance de la connaissance, et l'art thérapeutique ne peut que trouver en elle sa résonance méthodologique. La mise en train de toute thérapeutique, en médecine traditionnelle, débute par une activation de l'émotion. Ainsi par la manducation d'éléments de la nature, le tradithérapeute saisit ce que Paul Niger appelle « le rythme profond de l'homme dépouillé des oripeaux du matérialisme mécaniste, le rythme interne de la vie ». La constante religieuse de la médecine traditionnelle gabonaise, notamment, met en valeur non seulement l'activité créatrice de ce mode de connaissance (l'émotion), mais aussi la nature en tant qu'elle suggère les émotions et ébranle les canaux sensibles du sujet interpellé par ce qui, au fond de toute chose manifeste la vie.

Puisque la forêt, l'environnement, n'est pas un vide, mais un domaine plein de génies, ces dieux qui sont les premiers habitants de la terre, il est aisé de comprendre la raison pour laquelle les ngangas ont absolument besoin de la forêt profonde pour l'exécution des rites et des rituels les plus complexes. On va admettre que la nature fait vivre l'homme en provoquant en lui des émotions afin qu'il puisse agir de telle ou telle autre manière. Senghor disait à cet effet que :

L'émotion naît du contact du monde factuel et de la nature. Par un mouvement centrifuge, le Nègre retourne à la nature et la transcende pour créer un monde moral : société et religion. L'art n'est qu'une technique d'intégration par la société au monde moral : monde surréel de la religion[63].

Étant entendu que la médecine traditionnelle est un art qui fonctionne selon les schèmes de la tradition de ceux qui la pratiquent, elle est un art traditionnel au même titre que les autres arts négro-africains. La médecine traditionnelle doit s'entendre, à cet effet, comme la sculpture ou la poésie, « un tissu d'images analogiques, informer par le rythme. Car seul le rythme permet à l'art d'atteindre son but qui est de communion, jusqu'à l'identification »[64].

L'initiation, au Gabon, se fait par absorption de plantes médicinales ; elle ouvre le sujet sur une méditation intérieure qui aboutit à un voyage mystico-spirituel. Elle pose la problématique du temps ; il y a quelque chose de paradoxal : on ne sait pas si le sujet est dans le temps de la conscience ou si c'est le temps objectif qui est dans le temps de sa conscience. Dans tous les cas, « la scénographie rituelle prend acte du franchissement qui s'opère. La présence concrète, les sons, les paroles, prononcées et adressées à autrui, tout cela est propice à prendre une distance et reprendre pied dans la vie »[65]. Le lieu du rite participe lui-même de la mise en scène qui prend en compte la symbolique et toutes choses qui font sens.

Le temps de l'initié

L'objectif est de maîtriser les forces ou les énergies naturelles afin d'entrer au théâtre du partage des forces entre l'homme et la Transcendance. On ne saurait trop dire

---

[63] SENGHOR [L.S), *« L'esthétique négro-africaine »* In Diogène, octobre 1956, art. Cit. p.71

[64] *Ibidem.*

[65] FELLOUS [M), A *la recherche de nouveaux rites. Rites de passage et modernité avancée,* Paris, l'Harmattan, 2001, p.12.

si l'initié est dans notre temps, car il est dans notre temps parce qu'il communique avec les membres de l'assemblée, mais en même temps il lui arrive d'évoquer des réalités non perceptibles par tous. Il est dans plusieurs lieux communs qui se croisent en termes de surfaces superposées. Son monde est composé de plusieurs genres : animal, végétal, humain et spirituel. Dès lors, on constate à travers l'initié que l'homme communie à plusieurs réalités hiérarchiquement bien disposées, tel est sans doute le sens de la participation dont parle Senghor. La participation est en ce sens le mot clé de la négritude puisque l'homme participe par son énergie aux énergies qui composent la nature c'est-à-dire l'Être dans sa totalité.

Pour notre poète, l'être est énergie, force et rythme. Or le rythme, la force, l'énergie vitale sont cachés dans la nature par le jeu de voilement et de dévoilement de ce même principe. Il y a comme une sorte de divinisation de la nature chez les Négro-africains. On note par exemple, chez Mbiti, qu'il y a une participation[66] sur le terrain de la nature qui lie les vivants aux morts.

C'est dans cette même lancée que Senghor est très soucieux de la vitalité de l'espace, puisque la force vitale s'y manifeste. Cette spatialisation de la force vitale se comprend en termes de mise en commun des étants. Les végétaux et les autres éléments qui composent la nature constituent en ce sens, pour les sages, un symbolisme pouvant à tout moment servir pour la médecine, les rites et l'alimentation.

---

[66] MBITI [J.], *Religion et philosophie africaine,* Yaoundé, Clé, 1972, p.40.

La médecine de tradition initiatique et religieuse telle que le Bwiti échappe au contrôle de la rationalité scientifique moderne que propose celle-ci. La rationalité cartésienne induit une mentalité scientifique qui pousse le médecin, déjà par son accoutrement professionnel à nier la nature. Il se revêt de gants, met une blouse, utilise régulièrement de l'alcool pour lutter contre les microbes. La construction de l'hôpital suit d'une certaine manière la structure de cette conscience cartésienne qui se construit contre le monde. Il y a du goudron partout, la nature y est dominée telle que l'a souhaité Descartes. Le paysage est culturel et rien n'est naturel. On arrive ainsi à la pratique froide de la technicité médicale moderne qui maintient la nature au respect. Celle-ci s'oppose à la chaleur musicale et poétique des rites initiatiques traditionnels qui introduisent la communauté dans la nature.

Ainsi, dans sa relation à la nature, le tradithérapeute a d'abord une mentalité du soupçon. Nous entendons par mentalité du soupçon, la mentalité dite fétichiste parce qu'elle suppose toujours un au-delà du savoir immédiat. Le fétichisme nous renvoie à l'univers de la croyance aux divinités tandis que la science exhibe la croyance en la raison. Contrairement au médecin et à son hôpital, le tradithérapeute africain, ce maître de la parole, reste en contact permanent avec le sol : la nature. Il reste pieds nus, parfois torse nu. D'ailleurs l'entrée dans un temple initiatique exige que l'on retire ses chaussures avant d'y pénétrer.

Si dans un hôpital moderne le malade est seul avec le personnel médical ne recevant que rationnellement de la visite, le tradithérapeute, lui, estime que toute visite est nécessaire à n'importe quelle heure. Aussi le malade lui-même se dépouille de ses vêtements et autres objets qui mettent une distance entre lui et la nature pour se mettre en permanence au contact de celle-ci. Il est couché au milieu des plantes, parfois dans l'eau ; à certains moments il va auprès du feu, toutes ses réalités qui disent la nature. Le médecin, par la raison, coupe, écorche vif l'organisme pour extirper la pathologie.

De son côté le tradithérapeute, parce qu'il estime que la maladie est le fruit d'un dérèglement des forces de l'organisme doit, par son art, laisser la nature dévoiler le mal. La connaissance du tradithérapeute échappe à la rationalité mathématique parce qu'elle est symbolique. La maladie devient elle-même un symbole dont il faut décrypter le sens.

Reconnaissons que « nous ne sommes pas seuls au monde » (Tobie Nathan) [67] et osons affirmer notre crédo chrétien, lequel admet la création d'un univers visible et invisible : le monde est fait de réalités visibles, mais aussi invisibles ; c'est tout cela qui compose la nature.

C'est la forêt qui indique essentiellement au tradithérapeute que l'homme n'est pas seul au monde, que chaque chose, dans la nature, contient un secret que la nature doit révéler à l'homme. On comprend dès lors pourquoi les grandes cérémonies initiatiques se réalisent dans la forêt : c'est pour découvrir les secrets de la forêt. Voilà pourquoi, au Gabon, l'initiation thérapeutique la plus importante se déroule dans la forêt. Et voilà aussi pourquoi, au Gabon, le culte des ancêtres, la relation aux esprits, toutes ces choses ont gardé leur place dans la forêt. Cette réalité détermine notre intelligence à interroger le rapport entre l'homme et la nature.

Pour les bwitistes, l'homme et la nature sont un tout correspondant. Il a en lui-même toutes les dimensions de la nature. L'homme est comme une guitare qu'il faut souvent régler pour avoir de beaux sons. Tant que ça joue bien, la correspondance avec la nature est juste et l'homme est en bonne santé. Dès lors que les cordes de cette guitare s'usent et que ça

---

[67] NATHAN [T], *Nous ne sommes pas seuls au monde,* Paris, Seuil, 2001

joue mal, la maladie s'installe et le processus de déstructuration de la nature en l'homme commence jusqu'à ce que mort s'ensuive.

Maître Atome Ribinga qui pratique le Bwiti fang atteste qu'il existe entre l'homme et la nature certains éléments qui favorisent leur mise en relation. Pour lui, l'homme, c'est la nature.

Cette position est diamétralement opposée à celle de Descartes. Ce n'est pas l'homme, mais la nature qui maintient l'homme en respect. Toute destruction de l'environnement aura des conséquences particulières sur la vie de l'homme. La santé devient synonyme d'harmonie entre l'homme et la nature. Et la connaissance se pose maintenant telle une révélation, une production consécutive à l'harmonie relevant du rapport l'homme-nature. Aussi le Bwiti est-il recherché de l'harmonie dans le corps des individus, dans la société et dans le cosmos tout entier.

La connaissance de la nature nous est ainsi accessible parce que nous connaissons la signification du langage symbolique à travers lequel la nature nous parle symboliquement.

La santé comme mouvement harmonique de la vie est comprise à partir du chiffre 12. Pour les bwitistes, cette harmonie qui se déploie dans la symbolique du chiffre 12 est le Grand esprit de Ribinga. Ribenga, c'est le nom de Dieu chez les initiés au Bwiti. Pour les maîtres en initiation du Bwiti, la nature est une composition musicale destinée à célébrer Dieu, Ribinga. Cette division musicale est tissée des données mineures et données majeures. C'est cela qui constitue le mystère de la connaissance de l'âme par elle-même. Donc, l'on aurait 7 chiffres majeurs et 5 chiffres mineurs.

Parler des douze chiffres en question revient alors à poser la question de la nature et de la Création. Voilà pourquoi le Temple initiatique est une propédeutique à toute connaissance de la nature et de ses éléments. Ainsi la connaissance de la nature par l'homme passerait stricto sensu par notre entrée dans la dynamique de la symbolique des 12.

En effet, si l'on déchiffre la nature, on trouverait alors ontologiquement ceci :

12 plans divins. Dont : 7 plans divins majeurs et 5 plans divins mineurs.

12 notes de musique. Dont : 7 notes majeures et 5 notes mineures.

12 couleurs qui composent le spectre universel de couleur blanche. Dont : 12 couleurs majeures et 5 couleurs mineures.

12 glandes endocrines. Dont 12 glandes majeures et 5 glandes mineures. On précise que les glandes qui sont sous le contrôle de l'hypothalamus et de l'hypophyse, c'est-à-dire la thyroïde, les surrénales et les gonades (testicules ou ovaires) sont des glandes majeures. Mais, les médecins, selon Atome Ribinga, ne connaissent que les fonctions physiologiques de ces différentes glandes endocrines alors qu'elles ont tout aussi des fonctions mystico-spirituelles.

La harpe sacrée, instrument de prédilection pour tout acte religieux à connotation initiatique a elle-même aussi 12 cordes, lesquelles sont les douze paroles sacrées de « Kombo Na Rissosso Mwana Nzambé », le Verbe de Dieu au sens chrétien du terme.

Il importe de comprendre par ailleurs l'importance de la parole dans le Bwiti. La nature, comprise comme cimetière, Dieu, principe de vie, fait descendre son verbe, Kombo Na Rissosso (traduit littéralement par envoyé au cimetière) pour qu'il réinstaure la correspondance entre le matériel et le spirituel. Tel est le sens de l'initiation thérapeutique au Bwiti. Nous faisons tout aussi remarquer que, même hors du Bwiti, il est répandu que chaque plante de la nature soigne réellement douze (12) maladies. Donc, dans chaque chose de la nature on retrouverait la nature elle-même dans sa totalité. Dès lors, la rationalité de type cartésien se trouve disqualifiée pour pénétrer les mystères de l'arbre.

Être malade

Une pratique médicale efficiente doit respecter les identités. Autrement dit, elle doit être consciente du fait que la réponse qu'elle apporte à la demande de santé des patients est toujours en rapport avec la perception que ces individus ont d'eux-mêmes. Que disent-ils de la maladie et comment la nomment-ils ? En réalité, la représentation de la maladie est avant tout une construction sociale, de sorte que les pratiques d'une médecine correspondent à une certaine anthropologie et à une philosophie spécifique de l'existence. La manière de nommer n'est-elle pas toujours en rapport avec la manière d'être au monde, donc une vision du monde et de la réalité ?

Ce que dit un malade de sa maladie est construit en rapport avec sa propre conscience d'exister en tant que personne, mais également en tant que personne en relation avec d'autres individus avec lesquels il forme un groupe social. De ce point de vue, l'expression « je suis malade » est culturellement chargée de sens et peut révéler l'identité, non seulement du sujet porteur de la maladie, mais également celle de sa société et leurs aspirations les plus intimes. En fait, la proposition « je suis malade » évoque la situation d'un être par rapport à sa capacité d'action personnelle, mais également celle du groupe auquel il fait partie. Le « je suis » est donc une représentation du sujet dans son rapport à la société. Il identifie d'un sujet marqué par des catégories d'appartenance (son état civil, son statut, ses rôles). Mais cette expression comporte donc une signification sans la connaissance de laquelle l'on ne pourrait agir avec efficience avec ce sujet.

Soulignons donc que la méconnaissance de l'identité, personnelle et sociale, du fait de la non-maîtrise des langues locales peut, à cet effet, se constituer en difficulté majeure en ce qui concerne le rapport médecine et société. Car la réponse à la demande de santé formulée par les demandeurs de soins revendique, par elle-même, la prise en compte des représentations de la maladie.

Cela dit, comment se conçoit la médecine dans la société africaine si tant est que l'on soit dans un contexte philosophique où l'homme a le sentiment d'être en survie, menacée ? Autrement dit, quelle est la finalité des pratiques de la médecine si tant est que la médecine ne puisse s'empêcher de trouver des solutions à la question fondamentale de la maladie sans le relier à l'exigence de signification dans sa vie, de la nature du bien et du mal ce, dans un contexte socioculturel déterminé ?

L'existence d'un homme n'est pas de tout repos, il toujours miné par une angoisse qui n'est presque jamais déterminée par un objet défini. Mais son comportement en société suppose la présence permanente d'une menace diffuse.

Le médicament-bouclier

Il y a un intérêt scientifique et un intérêt politique à entrer le plus intiment possible dans la connaissance de la mentalité fétichiste pour comprendre le fonctionnement de la société africaine. En regardant le portage d'amulettes thérapeutiques et prophylactiques constamment prescrites par des tradipraticiens, on ne s'imagine pas que les bantu sont de simples adorateurs d'idoles. Il y a grand besoin d'étudier le fétichisme dans le sens d'une « approche globale et dynamique caractérisant tout projet authentique et de développement "humain" et "durable" - parce que fondé sur le respect des diversités culturelles comprises comme autant de diversité locale à la biodiversité[68] ».

Vie de combat

Quand on examine un villageois, on constate qu'il est psychologiquement engagé dans un combat mystico-spirituel au regard des Objets-protecteurs, qu'ils portent sous ses vêtements et de ses scarifications. Ce sont, dans leur entendement, des vaccins, sorte de boucliers contre des forces extérieures qui sont à l'origine de certains types de maladies : accidents, malchance, par exemple). Il n'est donc certain que les mots en usage pour désigner la maladie dans les parlers bantu renvoient généralement à un imaginaire de la guerre comme si l'apparition de la maladie était le signalement d'une situation de péril non pas seulement individuel, mais surtout un appel à l'alerte collective.

Comme on dit : « qui veut la paix, prépare la guerre », la médecine traditionnelle apparaît alors comme le lieu d'élaboration des techniques de guerre en vue de la protection sociale. De ce fait, l'hôpital peut apparaître, au regard de la conception du monde de l'Africain, comme un médicament-bouclier contre les forces de la sorcellerie.

L'Africain se représente l'hôpital comme un genre de médicament en soi ; c'est comme si ce lieu suffisait à lui seul pour le soigner, surtout si en ces lieux on trouve un personnel de santé religieux. Ceux qui vivent aux

---

[68] BRELET [Cl] : *Anthropologie de l'UNU. Utopie et Fondation*, L'Harmattan, Paris, 1995, p. 42.

voisinages des hôpitaux croient que le monde invisible n'a pas de prise dans le domaine hospitalier tenu par les religieux. On dit la même chose des temples de thérapie traditionnels : on ne sort pas en vampire chez tel tradipraticien au risque d'être pris dans les pièges ou les filets de ses génies. En écoutant les témoignages de certains anciens malades qui avaient fait l'expérience d'une hospitalisation aussi bien dans un cadre religieux qu'à l'hôpital public, nous avons pu entendre des commentaires du genre : « les gens n'ont pas honte, ils viennent faire de la sorcellerie au centre hospitalier de Libreville pour vous empêcher de dormir.

Ce n'est pas le cas lorsqu'on est hospitalisé à l'Hôpital du docteur Schweitzer à Lambaréné. Là-bas, on dort bien tranquillement sans être dérangé par ces sorciers qui prennent l'apparence des hiboux pour venir perturber votre sommeil par un tintamarre de hululement incessant ». Le lieu du soin paraît donc être doublement un médicament : d'abord un « médicament-forteresse », c'est-à-dire ce bouclier protecteur à l'intérieur duquel on s'abrite pour éviter de recevoir les boulets de canon et d'être pris par ses ennemis, également une maison qui abrite les remèdes et le soignant[69].

Comme tout médicament est aussi un poison, l'hôpital peut prendre les allures d'un univers carcéral et, ainsi empoisonner le séjour des patients en raison des problèmes d'accueil, notamment des rapports difficiles qui surgissent souvent du fait des incompréhensions entre personnels médicaux indélicats et des patients trop impatients. Il est par conséquent, il est nécessaire de saisir la complexité de ce que représente pour les patients : la

---

[69] Ici le remède consiste dans *l'assurance* que l'on a d'être pris en charge par des personnes bienveillantes.

santé, la maladie, la guérison et connaître les principes d'organisation de leur monde.

Mais, comment un personnel médical qui demeure étranger à l'univers culturel de ses patients a bien pu émettre des préjugés défavorables sur les représentations de la maladie chez des gens dont il ignore l'importance des mots ? Bien malin qui peut être explicite et convaincant à ce sujet. Il est à ce point certain que si les médecins avaient exercé en Afrique faisait plus d'effort en vue de maîtriser les parlers des peuples du Gabon, ils maîtriseraient l'organisation globale de l'univers de ces groupes humains en tant que construction culturelle. Ils auraient tout aussi compris le sens fondamental de leur rôle social et surtout la place du symbolique dans les procédés thérapeutiques de la médecine traditionnelle.

Le refus du médecin occidental qui ne veut point prendre en considération « ce que dit » le patient africain de sa maladie est souvent source de dommages pour certains patients. On note que certains cas de traumatisme sont souvent négligés en milieu hospitalier à cause du mépris affiché par le personnel médical à l'égard du discours que les malades tiennent sur leurs maladies.

La famille dans le parcours de la guérison

La famille, c'est la trame de l'itinéraire chronologique de l'existence et c'est en fonction de sa survie que la descendance s'organise pour résister à l'agressivité de l'existence. Elle anticipe sur toutes les questions en vue de promouvoir la survie dans le temps et dans l'espace. Car, ici, la problématique de la maladie – dans la société traditionnelle africaine – n'est pas toujours une importunité exceptionnelle. Tout ce qui surgit dans le cours de son histoire suppose un sens et mérite d'être interprété avec intelligence surtout dans le cas où elle met en cause la survie de la communauté. En ce sens, la maladie est souvent porteuse d'un message évident. Ce qui est non-sens, ce n'est justement pas le surgissement de l'« anormale » dans le cours de l'histoire, mais l'absurdité d'un évènement qui implique la destinée humaine : on ne conçoit pas que l'on ne comprenne pas pourquoi « l'anormal » survient. La découverte du pourquoi de chaque chose est ainsi un impératif dans la mesure où ce qui arrive à un niveau individuel concerne toute la société.

Et, en ce qui concerne la malade d'un individu, l'inquiétude touche aussi le malade, ses proches que tous ceux qui l'entourent à ce point que face à la maladie la famille est continuellement submergée par l'adverbe interrogatif « pourquoi ? ». Il n'est donc que de voir tous les conseils de famille qui rassemblent les hommes et les femmes qui s'interrogent sur les désordres auxquels ils doivent faire face : pourquoi la stérilité ? Pourquoi ces inondations s'abattent-elles sur le village ? Pourquoi cette fièvre ? Pourquoi cet accident ? Pourquoi cette épidémie maintenant ici et maintenant ?

Le « pourquoi ? » est lancinant quand se prolonge le mal, ou quand il prend une forme peu connue. L'imagination devient à ce point fertile au point que, aveuglé par la souffrance qui tenaille, on voit autour du malade se répandre le malheur, comme dans le cas d'une pandémie. Le malheur n'est pas seulement de savoir que l'autre est malade, mais de rester suspendu à quelque chose qui risque d'arriver et qui causerait la souffrance de tout le groupe. Un individu qui souffre, n'est-ce pas un organe du corps social qui est atteint ? La maladie n'est-elle pas alors, par-delà le corps du souffrant, l'expression de l'ensemble social dont celui-ci fait partie ?

De fait, la médecine traditionnelle se présente comme une sorte institution qui structure et organise la vie humaine en fonction des réponses qu'elle apporte aux demandes multiformes et variées qui lui sont adressées par la communauté. Dans cette perspective la maladie n'apparaît plus seulement comme une perturbation du corps, mais plus encore comme une perturbation de la société elle-même dans son ensemble. Par parallélisme des formes, la relation du système « organe malade – corps » est la même avec le système « individu malade – société », de sorte que l'on puisse considère que par-delà l'individu malade il y a des syndromes qui sont liés à la culture. Leurs symptômes et le contenu de leur discours sont méconnaissables d'une société à l'autre. D'où est-il possible de remarquer que les fonctions que les sociétés humaines assignent à leurs différentes médecines se déplacent d'une société à l'autre ? La raison pour laquelle certaines manifestations ou symptômes cliniques peuvent être acceptés comme normales dans une société et anormales dans d'autres.

Les questions qu'un individu se pose sur les symptômes considérés comme étranges dans sa communauté culturelle peuvent ne pas correspondre à rien dans ce qui est connu ailleurs. Il apparaît donc clairement que l'expression de la maladie n'est pas nécessairement une donnée intangible de la nature, elle est construite : les signes disparates que perçoit le malade sont organisés par la connaissance qu'il a des principaux tableaux des maladies qui le menacent dans son milieu de vie. Il est à ce point certain que la sensation de la maladie éprouvée par le malade et amplifiée par les signes évoque chez lui un ensemble de symptômes, de causes et de diagnostic qu'il pense reconnaître. Dès lors, comment la famille africaine s'organise-t-elle pour le développement de la santé par l'utilisation de la médecine traditionnelle ? Autrement dit, la famille en tant que valeur fondamentale de la société se sert de ce champ de connaissances pour s'empêcher de se dissoudre dans l'anonymat.

Car, une maladie appelle une autre, dirait-on en suggérant que la maladie ne perturbe pas seulement le sujet qui le porte, elle peut être porteuse de message pour un grand nombre. Le fait d'être malade est cause de perturbation pour les parents qui ont peur de voir la mort avancer inexorablement dans leur maison ; la maladie du voisin ne laisse pas indifférent le voisinage. La crainte d'une contagion d'un notre ordre, contagion du malheur plus que de la maladie est toujours tapis derrière le regard qui se pose sur des victimes. Qu'il s'agisse du diagnostic et de la cure, la famille concentre le même effort de rattacher le mal à des causes et d'agir sur elles.

Le soin consistera « à faire parler la maladie » pour qu'elle délivre son message afin que le traitement soit considéré comme la juste réponse qu'il fallait apporter pour la contraindre à céder. Clarifier, comprendre et résoudre les difficultés auxquelles l'on est confronté seraient alors la finalité des pratiques de la médecine traditionnelle de sorte que se soigner ce serait « être en quête de solution ». En fait, le recours à la médecine traditionnelle[70] est chaque fois justifié dès lors que surgissent des soucis. Confronté à une situation difficile, l'homme de la société traditionnelle cherche « le pourquoi » dans la médecine traditionnelle : les rites thérapeutiques et les pratiques de soins se présentent, à cet effet pour les familles, comme une démarche visant d'abord à expliquer avant de rétablir l'ordre.

[70] Notons que parler de la médecine traditionnelle, c'est avant tout faire référence à un savoir-faire et à une utilisation de la faune et de la flore dont certaines formules végétales [médicaments et toxines] utilisées, sont souvent très actives et qui constituent des secrets aussi inviolables que ceux des rites secrets : elles sont détenues par des tradithérapeutes qui se les transmettent de père en fils. Mais ces pratiques transcendent le champ de la « médecine » s'étendant ainsi du domaine des « pratiques de soins de santé » aux divers domaines de l'existence.

Pour le malade, il s'agit du désordre dans le corps physique et du rétablissement des troubles au plan moral. Au niveau du corps social, ces pratiques prennent en charge les perturbations intimes en interrogeant et en apportant des solutions à toutes les réalités sociales susceptibles de compromettre le devenir de la famille. Le propre de ces solutions, c'est qu'elles sont caractéristiques des sociétés non-occidentales étant entendu que la famille bantu vit dans une société où la religion fait partie du quotidien et où la science doit encore confronter son savoir aux superstitions.

L'engagement de la famille sur la trajectoire de la médecine traditionnelle consiste donc dans une quête dont le but est de **clarifier « ce qui perturbe »** afin de tirer les conséquences qui s'imposent. Cette démarche vise donc, par-devers tout, à répondre aux préoccupations concrètes, par conséquent existentielles, qui se pose à la famille. Dans cet otique, la médecine traditionnelle est pour la famille africaine un domaine de connaissances, des savoirs et des savoir-faire qui prend en charge la santé des corps, de l'esprit et des mœurs. Ce domaine conditionne toutes les stratégies de lutte pour un « vivre ensemble », un « vivre mieux » et pour un « vivre-avec » dans un espace social où l'homme se sent en continuelle insécurité[71].

On ne recourt donc pas à la médecine traditionnelle uniquement que pour des raisons de maladie (organique) puisque la décision de consulter les praticiens de la médecine traditionnelle concerne l'homme dans sa globalité. Le processus intellectuel, spirituel ou psychologique que déploie la famille pour s'engager sur un parcours de guérison en médecine traditionnelle comporte une démarche diagnostique qui n'aboutit pas

[71] Cette affirmation permet de comprendre le recours aux médicaments de la guerre.

toujours à la qualification d'une maladie comme telle, mais souvent à l'identification de la cause. **En fait, toutes les pratiques concourent à la guérison dans le traitement de la maladie en médecine traditionnelle ont pour méthode de traiter la maladie dans le cadre global de l'existence du sujet en situation.** Il s'agit d'une démarche étiologique marquée d'un caractère systémique s'appuyant sur les relations liens-vie qui constitue ce patient au sein de son écosystème.

Plus qu'une sagesse, les pratiques de la médecine traditionnelle ne cherchent pas tant à supprimer la maladie, mais à moduler le comportement de l'homme en vue d'une gestion plus morale de son existence. Car, les solutions que l'on apporte à la problématique de la maladie engage le devenir de ce malade en sursis qui devrait désormais observer des interdits alimentaires, des tabous, etc., adoptant ainsi un comportement moralement exigent.

Recourir à la médecine traditionnelle semble constituer un engagement sur un parcours de guérison beaucoup plus spirituel que matériel ce, précisément lorsqu'il s'agit de la médecine traditionnelle en son expression initiatique. **Ce, parce que la guérison traditionnelle est une invite faite à une personne perturbée pour qu'elle regarde vers sa source afin de redécouvrir sa véritable identité. Ces pratiques ont pour finalité d'éclairer les zones d'ombres qui obscurcissent cet « aujourd'hui » qui rend incertains les lendemains.** Les rites thérapeutiques et les d'abréactions que cette médecine met en jeu sont des « sacrements » qui favorisent la guérison en tant que démarche de réconciliation avec soi-même, avec les autres. Comme une « religion pratique » l'enjeu des tâches de la médecine traditionnelle vise à positionner ou à inscrire les valeurs du passé dans le présent et de les transmettre à l'avenir. La médecine traditionnelle serait donc un héritage qui s'enrichit en rassemblant de multiples possibilités de résistance, au cours des âges, en vue de permettre à la famille de continuer sa marche vers l'éternité et d'assumer l'ensemble de ses projections.

Ainsi les familles, dès la nuit des temps avait pris en conscience que les réalités sont généralement enchevêtrées et qu'il importe de les démêler pour assurer la survie de la famille. Pour assurer leur survie, les familles développent s'approprient ce savoir-faire pour déchiffrer le sens des événements afin de « sécuriser » leur existence. C'est dans cette perspective que la famille, en Afrique, utilise la médecine traditionnelle à « des fins militaires » ou de conquête.

Le médicament traditionnel

Nous venons de montrer précisément que la société africaine utilise la médecine traditionnelle en vue de résoudre les problèmes concrets de l'existence. Cette thèse est aussi bien valable du point de vue individuel qu'à celui de la société globale même si l'on note qu'au niveau institutionnel les décideurs ne lui accordent aucune place dans la prise des décisions. Pourtant, il convient d'indiquer ce en quoi cette médecine est-elle efficace. Autrement dit, comment se sert-on des possibilités qu'elle offre pour le maintien de la santé et de la survie des populations : quel rôle ce système thérapeutique traditionnel joue-t-il concrètement dans la satisfaction des besoins de santé des populations africaines ?

Au fait, au regard de l'utilisation de ses produits (médicaments), il importe de rappeler que cette médecine s'intéresse, bien sûr à la maladie organique, mais surtout aux représentations psychologiques qui résultent du fait de la maladie. Il s'ensuit donc qu'elle se démarque d'un imaginaire de la maladie bien en marche du contexte de la société moderne. **On pourrait d'ailleurs se demander ce à quoi renvoie la notion de médicament dans l'imaginaire négro-africaine ce, au regard des usages de ces objets employés quotidiennement.** Ce qui entre dans la composition des médicaments et qui (abusivement) semble conférer de la puissance au médicament dit traditionnel ce sont : la graisse de python, les poils de gorille, les têtes de serpents, les griffes de la panthère, la patte du daman (petit mammifère ongulé d'Afrique vivant sur de petites branches), la crotte de chien, la poudre de chasse, les épingles, les clous, les aiguilles, les plumes du perroquet, les écailles de serpents, les crânes humains, la paume de la main, les oreilles, le sexe masculin ou féminin, la langue, le sperme, le fémur du bébé, le foie de la panthère, le cadenas, etc. Parmi ces médicaments, certains correspondent à ce que l'on appelle au Gabon : les pièces détachées et qui se rapportent au phénomène des *crimes rituels*[72].

Le médicament à base des *pièces détachées* est généralement utilisé dans les procédures de quête de puissance. Les *pièces détachées* sont des « médicaments » destinés à barrer la route à un adversaire, notamment en période électorale. La peur d'une élection législative invalidée relance la collecte des pièces détachées dans les villes et les campagnes du Gabon. Ces « médicaments pièces détachées » ont un rapport avec la lutte dans le champ politique et donc, la neutralisation de l'adversaire, la neutralisation de l'ennemi politique. À côté des pièces détachées, on a des médicaments plus sympathiques appelés : le cadenas. Comment le « médicament cadenas » fonctionne-t-il ? On garde en esprit que l'idée de médicament circule dangereusement aussi bien dans la société civile que dans le champ politique et d'ailleurs

[72] Les crimes rituels constituent un phénomène qui nous interpelle pour nos travaux futurs.

beaucoup plus dans le champ politique que dans la société civile.

Pour le fabriquer, l'on utilise une feuille de papier sur laquelle l'on inscrit le nom de la « petite » ou de la personne à conquérir. L'on y inscrit aussi son propre nom avant de fermer ce papier dans un cadenas. On verrouille en suite le cadenas, puis l'on ajoute la plante que les Kota appellent *époundou*, nom qui signifie en français « la nuitée ». Une autre plante est ajoutée : « *bouyinga* ». On met le tout dans un paquet que l'on enterre. Désormais la personne à conquérir est à votre merci pour l'éternité et elle ne pourra se détacher de vous votre emprise que si vous déterrez ce cadenas.

Il s'agit donc d'un médicament qui va agir en jetant un sort à autrui. Autrement dit, ce médicament est destiné à rendre fou d'amour celui qui n'était même pas sensé éprouver de l'affection pour vous. C'est une situation anormale, car la personne ne se contrôle pas, elle est cinglée. C'est nécessairement un genre de viol, puisque l'on contraint la femme à se donner à un homme à son insu. Celle qui aura été l'objet de ce médicament sera dingue de vous toute sa vie. Elle sera toquée de vous ou sera cinglée de vous. Le médicament est ici perçu comme une arme destinée à perturber et à tourmenter l'autre. On distingue plusieurs formes de médicaments-cadenas dont les plus courantes sont : les cadenas à charme et de blocage. En fait, en contexte colonial, les anciens racontent que les Africains avaient du mal à aborder les filles qui étaient comme prédestinées à la cause des Occidentaux. La solution pour les conquérir sans attirer l'attention des maîtres était d'utiliser l'arme du charme en vue de les réduire. Pourtant, on observe aujourd'hui que les cadenas soient beaucoup plus une pratique féminine que masculine. Donc il y a une évolution, un changement dans ces techniques de conquête de l'autre, d'apprivoisement de l'autre et de capture du corps de l'autre. Par ailleurs, on observe que les mêmes éléments qui sont dans ces médicaments servent à dompter, à capter le corps de l'autre, à le contrôler, à le maîtriser se retrouvent dans les médications servant à guérir les ulcères d'estomac, les maux physiques ou psychiques.

La maladie, expression d'une guerre permanente

En fait, dans l'univers africain l'on est au cœur de la violence d'un imaginaire médical qui délivre une nosologie – nous l'avons dit plus haut – traduite dans un langage laissant paraître une situation de combat. Mais ce combat est naturellement celui des forces obscures, car le combat va renvoyer sur l'univers de la nuit, ce temps favorable au complot, donc à la préparation des sortilèges maléfiques appelés. Les médecins de l'Hôpital du Docteur Albert Schweitzer rencontre sont familier de ces pathologies locales souvent identifié sous l'expression de « fusil nocturne », pathologie devant laquelle les médecins sont souvent impuissants. Le « coup de fusil nocturne » regroupe un ensemble de cas de maladie dont la symptomatologie consiste dans la destruction du corps : apparition de douleurs, paralysie, gangrène, etc., et si le sujet se rend à l'hôpital il est susceptible d'être amputé en quelques jours.

Le docteur Huck, médecin à Lambaréné explique le « coup de fusil nocturne » est une « action maléfique opérée à distance par une personne souvent quelconque (…). Il est appelé "coup de fusil nocturne", car il est occulte et surprend la victime dans l'obscurité de son ignorance totale de ce qui va advenir d'elle[73] ». En fait, c'est sous la forme d'un dispositif matériel combinant plusieurs éléments naturels et « culturels » comme les allumettes, les aiguilles, les morceaux de tissu rouge ou noir que ce médicament se présente. Tout élément qui est utilisé pour sa confection est accrédité de malignité. Lorsqu'ils décrivent les symptômes du *fusil nocturne*, les malades disent qu'ils le « voient » ou le « sentent » se mouvoir ou se manifester à l'intérieur de leur corps. Par exemple les où les aiguilles se déplacent d'une région du corps à une autre. Cette maladie cumule généralement des symptômes de « piqûre », de « chaleur », de « brûlures » et bien d'autres de sorte que « sortir », ces éléments du corps par succion, à l'aide de ventouses appliquer sur des décisions de la peau, et les montrer aux malades et à son entourage est le signe de la guérison. Il ne s'agit donc pas seulement de soigner, mais d'enlever la cause de la maladie en agissant sur cette action « occulte qui surprend la victime dans l'obscurité de son ignorance » et qui traduit avec pertinence la situation psychosociale de l'homme gabonais dans sa démarche de guérison. Ce qualificatif, « fusil nocturne », identifie en même temps le genre de douleurs que l'on éprouve, chose qui pose des problèmes anthropologiques et sociologiques permettant d'identifier la communauté de celui qui parle. Pour parler de « fusil nocturne », le Fang utilise le vocable *de éluma* (objet de guerre), déclinaison *de alumu* (la guerre). Les deux termes font allusion à une guerre à la lance de sorte qu'en désignant la maladie, la notion de maladie comme *fusil nocturne* est une métaphore qui traduit la volonté de tuer celui dont le corps est affecté. Il y a également l'idée qu'une maladie ainsi désignée manifeste une

[73] Dr HUCK [J.-C.] : *La psychiatrie à Lambaréné du temps d'Albert Schweitzer à nos jours »* in Études Schweitzeriennes, Automne 1995, n ° 7, p.100.

symptomatologie à l'image des effets corporels d'un coup de fusil. La maladie comporte ainsi à la fois la métaphore des fusils et sa métonymie. Cette double caractéristique prend tout son sens à travers l'adjectif « nocturne », qui précise ainsi la période où cette maladie fusil ou se fusil maladie sévit : la nuit.

En fait, si l'on tient compte de la psychologie africaine, la nuit est une préoccupation majeure dans la vie quotidienne des sociétés : elle se présente comme la période des intentions mauvaises. Le fusil nocturne participe de ces intentions ; il on dirait en traduction littérale « les lances nocturnes », question de présenter le mode de guerre de l'homme de la tradition. La modalité de chasse et de guerre chez les peuples du Gabon aux siècles derniers ne permet pas de parler de *fusil,* mais de lance. Lorsqu'on est victime de « fusil nocturne », on sent comme une épine qui s'enfonce quelque part dans la peau. Or, ce qui s'enfonce sous l'influence d'une force que l'on exerce sur cet instrument. Cela suppose donc la nécessité d'identifier le lanceur de fusil nocturne. Le deuxième glissement sémantique implique la définition, sinon le moment de prédilection pendant lequel les objets de combat, « les fusils », sont préparés. Le champ lexical « nocturne » énonce les enjeux d'un univers paradoxal : le monde de la nuit. Ce monde est présenté et compris comme un « lieu de gestation, de fermentation, et surtout de conception ou de reproduction ». Cette détermination justifie – entre autres explications – l'observation d'un comportement sexuel qui interdit aux initiés d'avoir des relations sexuelles pendant le jour.

En fait, il est entendu que de la nuit provient le jour de sorte qu'une arme forgée dans le contexte de la nuit aura de l'efficacité dans pendant le jour parce qu'elle aura été façonnée selon les principes du monde de la nuit : ce monde du complot. La nuit est, à ce titre, symbolisée par la couleur du pagne noir porté par le patient lorsqu'il prend son bain médicamenteux. En entrant dans l'isoloir pour prendre son bain, il s'incorpore symboliquement dans l'univers du sacré, habitacle des esprits. Cela dit, ce qui se constitue dans la nuit, c'est-à-dire symboliquement dans l'isoloir comporte, en soi, un enjeu de pouvoir. Or, les gardiens du pouvoir, ce sont les esprits. Il est donc à noter que le « fusil nocturne » doit s'entendre non pas comme une maladie imaginaire, mais un cas de maladie perceptibles par la dégradation de la santé du patient, alors même que le traitement médical bien suivi n'obtient pas les résultats escomptés. Un informateur nous donne le cas suivant : « je maigrissais et l'on m'a dit que ce serait le VIH-Sida. M'étant rendu à l'hôpital et après tous les examens imaginables et possibles, mon médecin ne parvint pas à un diagnostic précis. Tout le monde en parlait et je commençais à délirer quand mes parents me menèrent chez un tradipraticien qui décela la manœuvre des sorciers. Son diagnostic fut clair : c'est un genre de fusil nocturne appelé *ékon*. Celui-ci a pour finalité de réduire la victime à l'état de zombi, c'est-à-dire d'annihiler sa volonté le transformant ainsi à l'état de revenant mis au service d'un sorcier. Après un séjour thérapeutique d'une quinzaine de jours chez ce tradipraticien, j'allais mieux et je reprenais mon travail. Voilà une maladie sur laquelle les médicaments de la médecine occidentale n'ont aucun effet : c'est un fusil nocturne ». En toute rigueur, il convient de ranger dans la catégorie des « fusils nocturnes » toutes les maladies dont souffrent les autochtones et dont les Européens ne connaissent ni la nature ni le sens des « procédés qu'ils n'ont appris ni à interpréter ni à comprendre[74] ».

---

[74]BLONDEL [Ch.] : *La mentalité primitive,* Librairie stock, Paris, 1926, p.119 : Charles Blondel affirme à ce sujet que : « Rien de plus caractéristique à cet égard que la surprise, la colère, le découragement

Par ailleurs, le « fusil nocturne » peut traduire l'effet de la magie sur un être aimé. Il recouvre à cet effet un sens classique désignant l'effet de pratiques magico-spirituelles servant à combattre ou à apprivoiser l'autre. Il y a donc l'idée que l'on peut causer du désordre dans l'état normal d'un individu en utilisant des « médicaments ». C'est ainsi que dans les années 1980, un artiste gabonais, Hilarion Nguéma, a chanté les vertus du médicament selon l'imaginaire de la médecine traditionnelle négro-africaine. Ce morceau s'intitule « collé-collé ». Le chanteur gabonais parle de sa « maladie » quand il était sous l'effet d'un « médicament-fusil-nocturne » appelé dans sa langue maternelle, en fang *tobgë nsi.* Littéralement, ce médicament traduit le vœu de faire asseoir, donc de soumettre et de dominer la personne aimée. D'où son nom en langue est *tobgë nsi,* en traduisant littéralement en français on obtient : « assieds-toi ».

On note ici que le médicament consiste en une déclaration qui signifie ce l'on attend de son effet sur la personne de sa victime. Il est à cet effet non seulement végétal ou animal, mais aussi une parole. Dans ce cas, le médicament est une enveloppe matérielle et dont le composé est destiné à rendre malade ou à délivrer de la maladie. Le médicament ne serait donc que ce que l'on désire, une production de fantasme. Ainsi, dans l'imaginaire des Africains, le médicament prend une assertion très large. Il est à la fois un poison qui guérit et qui cause des ennuis. Il produit du charme et l'on le conserve comme un fétiche de sorte que le médicament est finalement « tout objet, toutes choses, poumons, par exemple un nom, crédité d'avoir une puissance extraordinaire, de produire des effets physiques ou

---

ou l'indignation amusée que, selon leurs tempéraments, provoque chez les blancs la manière dont les indigènes apprécient les soins médicaux dont ils sont l'objet ».

psychiques, sur le corps humain, sur les animaux, c'est la nature ou des choses, être, le médicament fait tomber la pluie, fait sécher les cours d'eau, s'est avorté à distance, est tombé amoureux, c'est agir ses beaux-parents, c'est aimé des ans, etc.[75] ». Ainsi, tout objet peut être qualifié de médicament. Cette perception du médicament témoigne d'une conception très large de la maladie en tant qu'événement qui surgit à la suite d'une action guerrière. La maladie provoquée par une attaque provoque une douleur qui frappe à la fois le corps et l'esprit, mais ne peut être prise en charge par les médicaments des Blancs[76].

Si l'on veut se faire une idée de la des médicaments utilisés par Schweitzer, il convient de partir du six des derniers jours du grand docteur

C'est la période où les hommes, les animaux et les choses sont le rôle de pouvoirs de transgresser les lois naturelles, notamment par des dédoublements. Cette caractéristique de la nuit fait du fusil qui fonctionne dans sa temporalité une arme « maligne », c'est-à-dire en d'autres termes est « fétiche ». Être spécialiste du traitement du fusil nocturne, comme les Jérôme, c'est donc nécessairement être spécialiste de ce « fétiche » qui tue, comme les fusils ou les effets des fusils, mais sur injonction commande d'une volonté humaine malveillante que ce fusil finit par incarner.

Or, toujours dans le français parlé du quatre au Gabon, mais aussi ailleurs en Afrique centrale, le terme fétiches,

---

75 TONDA [J.] : « la santé en Afrique ou l'esprit contre le corps », *palabre actuelle*, Revue de la fondation la Walker, Libreville, 2008, p. 26.

76 Parmi les médicaments des Blancs, on a des pommades, des liquides, les poudres et surtout des piqûres tandis que les actes chirurgicaux relèvent purement et simplement de la sorcellerie du Blanc.

intégrée comme telle dans les langues locales est synonyme de « médicaments ». Au sens courant, inspiré par la biomédecine, mais aussi par les termes de langue locale, le mont médicament signifie un « produit » qui soigne, qui soulage, et qui guérit des maladies. Or la sémantique du « médicament dans les relations sociales africaines laisse entendre qu'un « médicament » est à la fois ce qui guérit, soulage ou soigne, mais c'est aussi un poison, utilisé intentionnellement par une volonté de nuire ou de tuer. De plus, le médicament n'est pas seulement une substance animale, végétale ou minérale (ou d'un mélange de toutes ces substances) connue pour les effets induits. Il n'est pas seulement le fait d'une gestion de la vie ou le fait d'un contact physique, c'est aussi un produit animal, végétal, minéral ou humain (partie du corps humain ou des forces manipulables à distance, selon les modalités rituelles précises. Il est crédité du pouvoir de produire des effets sur le corps d'un mètre humain ou sur son esprit (le mot esprit est lui aussi intégré comme tel dans le sens commun à toutes les langues africaines parlées par les lettres lettrées et sous l'influence des catégorisations communes à la française et au christianisme catholique et protestant).

Médecine et valeurs

Cela dit, les ressources dont on se nourrit pour rendre pérennes les valeurs de vie sociale sont recherchées dans le champ de la médecine qui, avec ses pratiques – le diagnostic ; la divination ; le traitement de la maladie les rites – se montrent soucieuse de reconnaître à chaque événement sa place dans la construction de l'histoire sociale de la communauté. Il s'ensuit donc que la médecine, notamment traditionnelle, induit des formes différentes de gestion des existences individuelles et collectives ce, d'autant plus que les médicaments qu'elle produit sont des objets de transaction et transitionnel à la fois concrète justifiée par une efficacité matérielle ou symbolique sur le corps.

La médecine traditionnelle jouerait donc un rôle multiple. On pourrait la ranger parmi les institutions stratégiques chargées de la défense et de la protection des individus et de la communauté, mais également comme une religion. En tant que religion, la maladie en médecine traditionnelle serait perçue comme un moyen de communication et de mise en relation entre le « monde visible » et le « monde invisible ». Dans cette perspective, beaucoup de cas de maladie sont à appréhender non pas comme des désordres purement organiques, mais surtout comme des messages que le monde du sacré adresse. Le corps devient le lieu de l'inscription du message au point, par exemple, de faire de la folie une sorte de condition possibilité pour accéder à une possible connaissance qui ouvre sur l'exercice d'une fonction médicale. La maladie devient le moyen par lequel les ancêtres appellent l'un de leurs rejetons afin lui transmettre un pouvoir de guérison que celui-ci exercerait sous leur influence et avec leur collaboration. Par la maladie on part d'une situation de non-savoir qui pourrait être « la maladie », à une situation de savoir. [Exemple, témoignage]

Quelle que soit la technique utiliser pour soigner (herbe, potion, rituels) la maladie comme objet de la médecine est mise entre parenthèses par souci de saisir l'homme malade et de le traiter par rapport à sa place dans la communauté. Cela suppose alors de placer cette maladie dans le discours collectif du groupe. Il est question de cerner les rapports entre ce malade, la maladie dont il souffre dans un contexte social déterminé et sa position structurelle par et dans la maladie et ce que révèle sa situation socio-économique et sociopolitique dans le groupe.

On note que la maladie perd ainsi de sa spécificité et de ceux qui la donnent comme alibi à la création de toutes sortes d'organisation et d'institutions non adaptées, mais « spécialisées ». En tout cas, il permet une fois de plus de se poser la question de la maladie (mental notamment) : peut-elle vraiment la traiter en dehors de ce qu'elle en est de son inscription socio-économique et sociopolitique ? Services ton ? Le symptôme ?

La malade dite ? La personne (non seulement individuellement, mais dans ses interactions) ? Mais ce contexte de la maladie, même mental, se présentera comme un désordre parmi d'autres, un alibi par exemple pour remettre en question les relations de parenté (les liens de sang) à travers des relations d'échange, les relations « naturelles » au travers de relations rituelles.

La transmission

Aussi toute la pédagogie traditionnelle vise un seul but : recevoir et transmettre la vie des ancêtres et assurer la descendance. C'est donc une obligation pour la famille que de prendre les dispositions nécessaires afin d'offrir à que chaque membre de la « communauté-famille » une formation qui le dispose à vivre avec plus de sécurité. L'acquisition du savoir utile ce, dans la société traditionnelle, est essentiellement initiatique de sorte que c'est nécessairement à travers les différents stades de son initiation qui dure toute la vie que chaque membre de la famille – bien portant ou malade quel que soit son âge – obtient sa part du savoir. Toutefois, élever les enfants, c'est leur donner les moyens leur permettant de conserver leur « capital santé » ce, en étant présent en permanence dans la vie de sa progéniture.

Le père de famille comme médicament

Il est possible de concevoir la démarche de guérison comme une reconquête du lien-vie qui relie porte l'homme à ses origines en vue de la restauration par des ressources renouvelées qui émanent de l'origine. La guérison apparaît comme la conséquence d'une élévation par une sorte de remontée vers l'être des origines en passant par une passerelle émaillée de multiples intermédiaires en droite ligne desquels se trouve le père. On s'aperçoit que le soin de santé est conditionné par la nécessité de vivre conformément à la morale, ce qui implique que l'homme doit d'abord se préoccuper de bien vivre afin d'être en bonne santé. Ainsi la question : est-ce que la vie que je mène actuellement est en cohérence avec les principes éthiques de ma société ?

La prééminence de la symbolique du père dans l'univers de la médecine traditionnelle nous détermine à présenter la santé comme une préoccupation précisément familiale. Il suffit à cet effet de réaliser que parmi toutes les modalités du traitement de la maladie, le chant, les instruments de musique, les danses, il y a la figure de l'Ancêtre vénéré. C'est autour de l'Ancêtre vénéré, en présence silencieuse dans le reliquaire, que s'organisent toutes les pratiques de la médecine traditionnelle. Pourquoi recourir à l'ancêtre dans le traitement de la maladie ?

La réponse à cette question ne peut être pertinente que si nous réfléchissons en regardant vers un horizon métaphysique pour entendre le rôle du père comme incarnation de l'ancêtre et si l'on tente de mieux saisir la place qu'occupe l'Ancêtre dans la société traditionnelle africaine. Cette place de l'Ancêtre pose, en même temps la question du lieu de la *thérapie,* comme lieu de l'expression de *l'ancêtre* et comme lieu de la manifestation des solutions. Le temple, lieu de la restauration, de communion et de partage est cet espace où toutes les vies sont mises en commun pour le mieux-être du village. Il est ce lieu-clé du village, porte par laquelle la communauté des vivants entre en relation avec le monde de l'invisible. Le temple est l'intimité du village parce qu'il fait référence à l'Ancêtre fondateur du village, du clan, au modèle de valeurs que ce village incarne. Parler de village, c'est avant tout, dans les temps anciens, parler *d'Ayong, «* le peuple-famille » dont la plus petite unité est *Ndé-bot*. Parler de vie, ce n'est pas parler des individualités, mais de monter comment chaque individu est marqué par la vie des origines, celle de l'ancêtre. On note donc que l'Ancêtre est le gage de la stabilité et de la sécurité du village ce, dans la mesure où il est immortel. Les ancêtres immortels reçoivent la vie des origines et la transmettent à leurs descendants.

Le temple et le village thérapeutique

Se soigner dans un temple, c'est s'engager dans une démarche qui fait du malade un membre, à terme, du temple. Cela cultive un attachement particulier avec les maîtres du temple à tel point que, dans certains cas, on tombe sur des véreux : on vous invitera à toutes les cérémonies et vous apporterez votre participation. Les choses se passeront comme si vous étiez redevable à vie à votre guérisseur qui avait pourtant perçu ses honoraires complètement. Beaucoup d'anciens patients se sentent obligés de participer, par peur des représailles : ils ont peur de provoquer la colère du guérisseur qui peut très bien leur jeter un sort. En devenant membre dudit temple, le patient participera à la vie de celui-ci, en donnant sa participation dans toutes les activités qui s'y dérouleront. Désormais, sa personnalité va se forger en fonction des potentiels qu'il devra développer après son « passage » au temple. La démarche de guérison dans un temple n'est pas le seul fait des médicaments, elle s'appuie surtout sur un enseignement qui s'intéresse à l'homme dans sa totalité et qui ouvre sur des perspectives spirituelles.

Le soin initiatique est aussi un moment de formation du caractère et un chemin de construction de la personne en ce sens que le sujet est réellement engagé dans sa quête du bonheur. Au-delà de l'acte de guérison, la finalité du traitement est de fixer les bases permettant désormais à celui qui était malade de se réaliser pleinement en prenant en main son propre destin.

Posant la question de la construction de soi, le traitement de la maladie pose le problème de la *protection* contre de nouvelles agressions, ce qui fait appel à des techniques magiques qui mettent le sujet en lien avec les génies protecteurs et des entités spirituelles qui vont veiller sur son équilibre. Notons que l'équilibre d'un homme dans la société traditionnelle est généralement fonction de sa croyance en ses assurances spirituelles, perceptibles par les marques de vaccins sur sa peau et par des objets protecteurs, qu'il garde, dans sa besace, dans sa maison.

Or, la fin de tout traitement de la maladie s'accompagne de vaccin et de nouveaux objets protecteurs, donc de nouveaux liens avec les entités spirituelles. Il y a donc un double lien qui se tisse entre le patient et la communauté dans laquelle il vient se soigner. Ce lien dépasse de beaucoup la simple dimension de sa maladie : si, d'un côté, il devient sociologiquement membre de la famille de celui qui le traite, de l'autre, il devient membre d'une communauté spirituelle. Son sort est désormais lié à ses attaches avec les génies de la communauté et des bons rapports qu'il entretient avec ses pairs avec qui il partage les mêmes croyances.

Il y a échange, chaque fois que le lien social est mis en danger à l'occasion d'une maladie physique ou psychologique ; on assiste à la déstructuration, aussi bien, de l'intégrité physique et psychologique d'un individu malade, qu'à l'ébranlement de l'équilibre de sa société. La société entière s'engage dans sa démarche de guérison pour des raisons différentes. La souffrance physique demandant à être soulagée, le patient n'a d'autre intérêt immédiat que de satisfaire ce besoin. Sa plainte et ses dépenses en santé sont fonction de son interrogation intime, alors même qu'au-delà de ce qui se déroule devant lui, il y a une dimension sociologique et eschatologique qui échappe à son regard.

Dans sa lutte contre sa maladie, le malade donne sa caution pour le relèvement de toute la société fragilisée et susceptible de perdre sa stabilité par la perte de l'un de ses membres. Économiquement, celui-ci va s'acquitter de ses obligations en organisant à ses frais, toutes les festivités donnant lieu à la démarche de guérison. Notons d'ailleurs qu'une veillée regroupe tous les adeptes du temple, selon sa notoriété, mais aux frais du patient. Au-delà des frais relatifs au traitement direct de la maladie, il importe de signifier l'importance de l'ambiance de la cérémonie en sa composition.

Il faut des batteurs de tam-tams et des danseurs qui, selon leurs titres et grades, recevront des honoraires. Surtout, et c'est ce qui compte le plus, c'est la nécessité de faire manger et de donner à boire, toute la nuit durant, à toute la communauté réunie, sans oublier les sacrifices offerts aux esprits. Cela suppose toute une organisation qu'il fallait supporter financièrement dans un contexte de paupérisation constante d'une société où les produits de première nécessité coûtent de plus en plus cher[77]. Le malade, malgré lui, prend en charge toute une communauté de personnes bien portantes qui doit normalement le porter pour lui donner vie. On ne s'étonnera finalement pas de constater que ces cérémonies sont des lieux de rencontres des personnes désœuvrées. La consommation de plantes psychédéliques est largement soutenue par celle des drogues et autres stupéfiants

[77] C'est justement une question qui se pose en ce qui concerne le coût de la santé en médecine traditionnelle. Va-t-on se soigner en médecine traditionnelle parce que, c'est moins cher ou tout simplement par nécessité ?

souvent à l'origine des accidents qui surviennent souvent sur la natte.

La maladie implique alors un lien avec une collectivité ; le responsable du temple fait toujours appel à tous les adeptes de la contrée afin qu'ils viennent rendre vivante sa cérémonie. Le lien social devient ainsi un enjeu déterminant dans les pratiques de la médecine traditionnelle. Le patient est sommé d'exposer son intimité à toute une communauté qui, spirituellement et matériellement, se charge de l'accompagner en l'intégrant en même temps dans leur communauté selon leurs croyances. Or, au regard du texte de Raponda Walker, *Rites et croyances des peuples du Gabon,* il apparaît que le traitement de la maladie n'est pas monocolore ; chaque peuple du Gabon soigne ou développe des techniques qui lui sont propres.

Le père ou l'homme du discours

La parole du père donne le ton à la démarche de guérison, elle est par elle-même thérapeutique. P Nguema-Obam, dans son opuscule intitulé *Aspects de la religion fang,* met en rapport le père et la parole. Ce sont deux éléments essentiels à partir desquelles la bénédiction devient remède, reconstruction et projection de l'être. Cette parole du père est profondément attachée à la fonction paternelle de sorte que, lorsqu'il prend la parole, le chef de famille ne fait que remplir sa fonction essentielle : bénir. C'est la raison pour laquelle le respect dû au père est en rapport avec l'histoire de sa vie :

> *Si le respect dû au père est le fondement du culte, bénir est un acte ou, mieux, un rite essentiellement religieux. Le premier acteur tout désigné, le père, est appelé à prendre place, un jour, dans la longue*

chaîne des ancêtres. Il est au commencement. Mais le verbe aussi est au commencement. L'un et l'autre sont liés dans la bénédiction dont ils constituent les éléments essentiels[78].

En manifestant du respect au père, la famille travaille pour des liens avec les ancêtres. Chacun se lie au père prenant ainsi conscience que celui-ci est un maillon indispensable, le point nodal entre lui et les ancêtres. Cet intermédiaire est l'intercesseur à qui il revient de qualifier ce qui est mal, bien, interdit, mais c'est aussi à lui de trouver les formes de réparation. Il prend la place des ancêtres et se situe du côté de l'origine du monde : Eyo. Il est lié à l'être des commencements, c'est-à-dire de celui dont tout existant tire sa substance vitale. C'est pour cette raison qu'il « est l'homme du discours qui ramène à la vie. De ce fait, il apparaît comme un autre Eyo »[79].

Bénédiction et processus de guérison

La bénédiction ou la parole thérapeutique est une mise en disposition de la conscience déterminée à créer de nouvelle disposition en faveur de la vie. Elle est un acte créateur, une activité de recréation qui s'opère spirituellement pour impulser de la dynamique au biologique. Ce qui est dit s'incarne dans une matière qui se reconfigure selon les intentions de la parole qui advient du commencement pour communiquer ce qu'elle transporte : la vie. En parlant, le père se situe au commencement et rattache par le lien transgénérationnel chaque membre de sa famille à l'origine de toute chose.

---

[78] NGUEMA-OBAM [P.] : *Aspects de la religion fang,* Karthala – ACCT, Paris, 1983, p. 5.
[79] NGUEMA-OBAM [P.] : *Aspects de la religion fang,* Karthala – ACCT, Paris, 1983, p. 72.

Bercé par la magie de la parole la communauté qui écoute se laisse transporter pour se conformer à SA vie. Car, cette parole agit sur celui qui est béni de sorte que l'émotion provoquée par la vision des reliquaires et la désignation des noms des ancêtres dont il contemple les restes (crânes), réalise en lui-même une renaissance : il naît de nouveau en voyant le crâne de l'ancêtre, car celui-ci le reconnaît comme son fils. Le rôle thérapeutique du rituel de bénédiction consiste dans la volonté de renouer et de renouveler le lien filial de manière à réaliser une incarnation des ancêtres, on veut dire de Dieu lui-même, dans la vie de la personne sur laquelle on les invoque. Bénir, c'est donc rendre présent le bien reçu : la vie.

Le mode de la vie

La démarche de guérison s'organise alors sur un horizon d'existence qui examine le « mode de vie » du patient de sorte qu'au commencement de l'« acte de donner le médicament », on examine sa conscience. La pratique de la confession à la lumière des « règles strictes (interdits alimentaires, interdits comportementaux, abstinence et jeunes »[80] s'imposent comme condition de la guérison.

Alors se pose l'épineux problème de la culpabilité, car le malade peut : en plus de souffrir de la maladie dont il souffre, souffrir du fait de se sentir coupable d'une faute et d'être à l'origine de sa propre souffrance. Je pense que c'est un peu trop pour quelqu'un qui a déjà l'esprit embarrassé par une souffrance physique que d'en ajouter une souffrance psychologique.

---

[80] MVONE-NDONG [S-P] : *Médecine traditionnelle entre rationalité et spiritualité. Réflexion éthique et épistémologique sur l'approche africaine de la médecine : le cas du Gabon,* Thèse de doctorat NR, Université Jean Moulin Lyon3, p. 71.

Une religion

La démarche initiatique, en tant que quête de guérison se présente comme une recherche permanente de sécurité, mieux l'attachement de la vie d'un individu aux origines de sa vie, donc aux ancêtres. En s'initiant, l'initié s'engage à consolider le lien avec ses origines et à l'étendre, également à le préserver. S'engager à vivre dans la bénédiction des anciens. Vivre dans la bénédiction, cela signifie que son comportement et ses actions sont conformes aux principes moraux de la société : le respect des ancêtres, celui dû au père de famille et aux anciens, le souci de sa famille et du clan.

Mieux, un initié qui respecte les interdits liés à son initiation s'abstient de verser le sang humain sous aucun prétexte en temps de paix. C'est la raison pour laquelle la pureté de la conscience, en tant qu'elle est la conséquence de la pureté des mœurs, constitue la condition de la vision initiatique. Celui qui participe aux œuvres du mal et qui se présente à une initiation aux *Melan*, sans au préalable avouer ses fautes, risque sa vie.

Consultation des Ancêtres

En fait, le rite initiatique *Melan* apparaît comme un moment solennel par lequel la communauté des anciens, c'est-à-dire les sages, présente sa progéniture aux ancêtres présents mystiquement dans une chambre secrète et symboliquement représentée par leurs restes humains : les ossements. Cette rencontre a le sens que les fils ordinaires, qui vont entreprendre une activité importante, donnent à leur démarche lorsqu'ils sollicitent l'aide de leurs parents. Un enfant bien éduqué consulterait son père chaque fois qu'il prendrait une décision importante et qui engagerait sa vie. On voit mal un fils prendre femme sans en informer son père ou construire sur un terrain familial, même s'il dispose de grands moyens financiers, sans en parler avec son père.

En effet, quand un père de famille décide de l'initiation de son fils, il lui donne l'autorisation, à son tour, de se présenter à leur ancêtre commun. Dès qu'il est initié, il pourra à chaque fois que ce sera nécessaire, se présenter devant le reliquaire de ses ancêtres pour présenter ses préoccupations, ses projets et solliciter protection et bénédiction. Il ne saura accomplir une telle démarche que s'il avait déjà rencontré, lors de son initiation, ceux à qui il présentera toute sa vie durant, ses doléances. Donc, dans cette *présentation d'un fils au crâne de son ancêtre,* on doit pouvoir lire le creuset du sens anthropologique, théologique et philosophique de l'initiation aux *Melan.*

Par ce geste hautement symbolique et théologiquement chargé, la communauté s'engage à demeurer en communion de cœur et d'esprit avec ses Morts.

Le culte des ancêtres ne peut être perçu comme un culte des morts, car ces Morts que l'on vénère sont des Vivants ; on les considère comme des saints par ce qu'ils étaient des personnes valeureuses qui avaient rendu des services à la communauté. La famille a conscience que ses Morts, hommes d'autrefois, l'assistent dans toutes ses épreuves et particulièrement dans les moments difficiles.

En effet, au cours de ce moment unique – on ne s'initie aux *Melan* qu'une seule fois dans sa vie de même qu'il n'y a qu'un seul baptême – le père présente le *chemin*. Il devra désormais respecter la vie, c'est-à-dire ses relations familiales. Il aura le souci de plaire aux ancêtres par la pureté de ses actes afin de connaître de beaux jours sur cette terre.

L'initié va développer une attitude d'humilité consistant dans une reconnaissance de ses propres limites et dans la possibilité qu'il a désormais de s'ouvrir aussi bien (verticalement) aux ancêtres et à la divinité via le culte des ancêtres et (horizontalement) à ses frères. Le culte de l'ancêtre invite l'homme à développer sa dimension spirituelle, condition de toute promotion humaine.

Cette pratique rituelle peut être perçue – à travers cet instant porteur d'éternité qui couvre et enveloppe le monde des vivants, un monde représenté par l'initié et la cité des morts représentée par l'ancêtre – comme le moment où on *allume*, dans la *conscience* du jeune appelé à devenir adulte, *la flamme du souvenir.*

Cette flamme réchauffe la vie du monde présent et visible et celle du monde à venir ; elle est la flamme de l'unité des mondes. Elle met en communion les réalités matérielles et les réalités spirituelles ; le geste de la présentation, de la vision du reliquaire est porteur de signification : il signifie que le visible est soutenu par l'invisible.

La bénédiction

On admet traditionnellement qu'un homme ou une femme ne peut prospérer s'il n'est chargé de bénédictions et s'il n'est pas entouré de la protection de bons génies protecteurs, de ses ancêtres et surtout de Dieu. Fort de cette croyance en la puissance de la bénédiction, on peut observer certaines conduites chez nos concitoyens. Ils vont généralement recourir aux objets de piété, aux sacramentaux afin de contrecarrer les maléfices. On observe aussi leur attachement aux personnalités religieuses dont ils pensent qu'ils sont détenteurs des pouvoirs surnaturels. Ils ont l'impression, sinon la conviction que ces individus peuvent devenir pour eux un bouclier contre le mal. Ils auraient une parole douée de puissance et la capacité de foudroyer des ennemis visibles et invisibles.

D'où le recours à un rituel très prisé dans la cité gabonaise, lequel consiste dans le lavement du corps : les gens estiment que l'esprit se manifestant à travers le corps, il suffit donc de le laver avec des plantes dont les nganga connaissent le secret pour qu'il en soit purifié.

[…] dans la plupart des rites initiatiques thérapeutiques, il y a toujours un seau ou une cuvette que l'on prépare pour que le malade se lave (…). Lorsqu'il prend ce bain, le malade se confesse en disant tout ce qu'il a pu faire d'impur, de *nsem* et en formulant aussi ses vœux pour la guérison de son corps et le retour à la bonne fortune.

Et, puisque les esprits et les Morts demeurent en communication permanente avec les humains, des bains spirituels sont aussi nécessaires, car personne ne peut s'approcher des Morts étant dans un état d'impureté. […]La purification du corps participe de la volonté de retrouver les causes de la maladie, c'est une manière de créer des conditions de possibilité qui permettent à l'individu de remonter, à travers des rêves, l'océan de son histoire, à la rencontre de ses défunts, de ses Ancêtres.

D'aucuns poseraient la question suivante : de quoi doit-on se purifier lorsqu'on veut s'initier ? La réponse est simple : du péché. On se purifie des fautes, des péchés commis envers nos frères afin que les génies et les fidèles défunts puissent se rapprocher et nous soient favorables.

C'est une croyance qui n'est pas propre aux Gabonais et particulièrement aux Fangs ; dans toute l'Afrique subsaharienne, l'homme de la tradition pense que pour mener à bien ses activités journalières il a besoin de se réconcilier avec ses ancêtres. Ils multiplient des sacrifices à longueur de journée afin d'améliorer ses rapports avec les génies protecteurs. C'est une attitude qu'on observe plus facilement en Afrique de l'Ouest, notamment en Guinée Conakry.

Dans son ouvrage, l'enfant noir, Camara Laye nous raconte l'histoire de cet enfant qui se trouve dans la forge de son père. Le petit garçon aperçoit un serpent, on lui demande de ne pas le tuer, car celui-ci est le génie de sa famille, mais il ne doit néanmoins pas le contrarier dans sa course. L'auteur nous apprendra qu'un travail de conditionnement spirituel est préalable avant de se livrer à une action physique de transformation de l'or. Il dit qu'il est nécessaire de « se purifier au préalable, se laver complètement et, bien entendu, s'abstenir de rapports sexuels » lorsqu'on va se concentrer au travail de l'or en vue d'obtenir de beaux bijoux.

Ce qui justifie ces pratiques rituelles, c'est qu'elle repose sur le fait qu'il existerait d'une part des individus qui émettent des ondes positives ou négatives et d'autres qui en sont sensibles. On se purifie aussi bien pour émettre que pour recevoir un flux de bonheur : ce qui est purifié ce sont les émetteurs qui, en raison de la mauvaise qualité de notre vie, ne se rendent plus visibles pour capter ce qui est utile à notre bonheur.

Cette croyance envisage qu'un esprit chargé positivement reçoive la capacité de recevoir des ondes positives ; on comprend donc que la bénédiction soit un aspect déterminant de cette religion familiale. Il existe d'ailleurs plusieurs formules de bénédictions utilisées par les maîtres initiateurs et les pères de famille pour ôter la malédiction chez leurs enfants. Nous devons remercier Nguema-Obam qui nous a fait l'honneur de travailler cet aspect de la vie du Fang en décrivant les circonstances de la bénédiction, en la transcrivant et en l'analysant. Dans mes travaux antérieurs, il m'est arrivé de revenir sur la formule de bénédiction dans le cas du cadre d'une démarche de bénédiction en contexte de médecine traditionnelle. Nous avons enregistré deux versions de la formule de bénédiction chez les Fangs. On note que la bénédiction est composée dans un fang très archaïque et pour ce qui nous concerne, sa connaissance nécessite une connaissance approfondie de la langue. Il est nécessaire d'être au Corps de Garde et dialoguer avec les anciens pour connaître ces choses.

Télescopage des rationalités

La tradition, avec ses rites et ses pratiques, maintient l'homme de la tradition dans une consistance psychologique qui ne détache pas le sujet de son objet. Le sujet mobilise ses facultés de penser, de connaître et de juger sans jamais chercher à se déterminer contre le monde traditionnel et demeurera contre-productif pour le développement tant que celui-ci épousera l'objet sans l'analyser, s'identifiera à l'objet sans en prendre la distance critique qui caractérise tout homme de sciences. Les programmes pédagogiques devraient ainsi former la conscience pour qu'elle ne soit plus engluée dans la matière. Bref, l'état d'esprit qui va promouvoir la médecine traditionnelle devrait emprunter une trajectoire tout à fait différente de celle que clame la Négritude. Car :

> *Le mode d'existence du Noir, clamé par la Négritude, est incompatible avec le développement issu de la pensée transformatrice de la nature. Il suffit de constater que nos tradipraticiens de la santé ne font pas d'efforts pour affiner les produits médicamenteux qu'ils proposent à leurs patients. Leurs applications thérapeutiques sont aussi archaïques que celles du temps de leurs aïeux comme si tradition signifiait entretien des archaïsmes. On développe, à tous les niveaux, ce qu'il convient d'appeler : la mentalité fétichiste*[81].

Sortir les tradithérapeutes de la mentalité fétichiste, n'est-ce pas les détourner un tant soit peu du mysticisme dans lequel la négritude les installe ? Il serait intéressant que par sa formation scientifique, celui qui s'occupe de la santé de ses concitoyens parvienne à transformer ses recettes.

---

[81] NGWA [N] : *Église du Gabon lève-toi et marche,* col. Nouvelle évangélisation, Kinshasa, 1995, pp. 65-66 ?

Les méthodes et pratiques de la médecine traditionnelle visent à prendre en charge la souffrance humaine, à protéger le sujet contre les agressions extérieures, mais aussi à lutter contre la maladie. D'où l'utilisation d'une méthode organiciste, méthode aussi complexe que la méthode technoscientifique, à la différence qu'elle situe le sujet dans son milieu écologique afin de mieux le prendre en charge dans sa globalité. Qu'il s'agisse des sociétés à *chaman* d'Asie ou des sociétés à tradithérapeutes d'Afrique, on note l'opposition ou la complémentarité entre deux mondes, celui du vécu au quotidien et peuplé d'êtres doués de propriétés spéciales, mais profondément marquées par la finitude et un autre monde animé par les habitants qui sont les dieux, les génies, un monde sacré. La conception holistique de la santé, une conception partagée par toutes les sociétés traditionnelles du monde, est, en fait globalisante parce que l'on respecte cette représentation dualiste du monde.

Contrairement à la conception scientifique du monde, la réduction du monde à sa simple expression matérielle est impossible et on a presque toujours besoin d'une cérémonie. On ne peut évoquer le corps sans interpeller l'esprit, l'âme et le surnaturel ; car la tradition a une vue unitaire de la réalité. La médecine traditionnelle met en place les mécanismes dont la finalité est d'éclairer des démarches thérapeutiques multiples et variées. La compréhension de toutes ces pratiques exige l'utilisation des outils de l'anthropologie médicale, de l'anthropologie religieuse, de l'anthropologie politique et économique en vue d'une plus grande humanisation des soins. Le praticien vise, dans sa pratique médicale, l'homme total auquel on accède en se saisissant de son versant spirituel par des manifestations religieuses. En étudiant un rite thérapeutique gabonais, Stanislas Swiderski avait conclu : « comme la médecine populaire, celle d'Ombouiri guérit l'homme total, dans son intégrité psychosomatique. Elle a pour devise que l'homme ne retrouve ses forces physiques que par sa régénération spirituelle et par sa conversion[82] ». Cette conception de l'homme total entraîne une perception particulière du médecin traditionnel qui, depuis l'antiquité égyptienne, concentre en lui-même les fonctions médicales, religieuses et sociales qui relient l'homme au sacré. Ainsi, il doit son pouvoir de prêtre-médecin à son travail sur les plantes, à la communication divine, à sa fonction de purificateur d'âmes. Être tradipraticien revient donc à être détenteur d'un double pouvoir qui justifie sa fonction et ce pouvoir permet, à qui le possède, la capacité d'intervenir sur le monde des dieux et d'influencer l'ordre dans le monde physique.

Quelle que soit la branche de la médecine africaine, toutes les pratiques prennent sens et signification dans un contexte magico-religieux soutenu, non pas par une mentalité réductionniste, mais par une mentalité holistique. C'est ce contexte qui pose l'Africain comme un être mystique, ouvert à la sorcellerie. Le fait est que le monde est avant tout pris comme une réalité ensorcelante et chaque être semble être en communication avec la totalité de l'étant. ***Les initiés parlent même d'une communication des consciences entre les éléments comme si tous les êtres étaient doués de conscience[83].***

La connaissance empirique de ces pratiques repose ainsi sur des croyances magico-religieuses, creuset de son mode explicatif des phénomènes et de construction de l'avenir.

---

[82] SWIDESKI [S.] : *La religion bouti,* Volume II, Éditions Légas, Paris,

[83] Nous avons personnellement tout tenté pour atteindre ce niveau de communication cosmique et, malgré les sacrifices, nos efforts s'avèrent sans effet. La raison est que nous sommes trop rationalistes, peut-être ! Mais c'est trop court comme explication.

Avant de parler de sa possible subdivision, il importe de présenter ce qui constitue sa caractéristique fondamentale selon J. Kerharo. Elle est « une médecine totale qui considère l'homme, corps et âme, comme un tout lié au monde visible et invisible par l'ensemble de participations s'englobant sans distinction[84] ». Le plus important de cette définition consiste dans l'importance de l'âme dans la connaissance de l'homme, comme s'il était impossible de faire plus de progrès en médecine si cette donne n'était pas prise en considération.

Sur la base de ce principe, qui pose l'imaginaire comme fondement de la médecine traditionnelle, il est évident qu'au plan épistémologique, il y a incompatibilité entre les deux médecines. Les deux médecines ne peuvent pas, au regard de leurs principes fondamentaux – le religieux et la rationalité –, s'entendre sur leurs conclusions les plus abouties. **Médecins et tradipraticiens s'excluent habituellement, les uns vont jusqu'à demander à leurs patients de ne plus prendre les remèdes des autres médecines.** Cette attitude est souvent dommageable pour le suivi d'un patient qui souffre réellement d'une maladie chronique et qui exige une prise régulière d'un traitement allopathique.

En fait, la rationalité technoscientifique réductionniste qui caractérise la diffusion-expansion, à l'échelle planétaire, de la rationalité médicale occidentale, ne peut envisager, sans conséquence, l'intégration de la rationalité organiciste dans ses processus de soins. Car, en ne prenant pas, comme point de départ indépassable, la globalité

---

[84] KERHARO [J.] : *La médecine traditionnelle africaine,* cité par ESSOME [E.] : *Être malade : essai sur la problématique de la médecine traditionnelle au Cameroun,* thèse de doctorat, Université Paris I, 1993, p. 132.

d'une situation thérapeutique[85], mais en se donnant comme point de départ l'élémentaire, le simple, la réduction de la cause de la maladie à l'identification de l'organe malade, du virus responsable de la maladie ou du bacille incriminé, on exclut la dimension spirituelle. Efficace, la rationalité technoscientifique est un réductionnisme qui amènerait à penser qu'il faut laisser chaque médecine évoluer dans sa trajectoire, indépendamment de l'autre médecine. Cette conclusion à l'impossibilité de la collaboration serait quand même hâtive, car elle ne prend pas en compte, individuellement, la spécificité, du point de vue épistémologique, des différentes composantes de la médecine traditionnelle : le fonctionnement de la pharmacopée traditionnelle ne respecte pas les mêmes principes que la médecine initiatique.

En effet, la médecine traditionnelle compte plusieurs spécialités et deux grandes divisions : la pharmacopée et la phytothérapie, d'une part et la médecine initiatique, d'autre part. Si la première partie peut soutenir la recherche biomédicale en fournissant aux chercheurs une connaissance des plantes utiles pour la formation d'une industrie pharmaceutique africaine, on ne peut dire de même de la médecine initiatique. La recherche scientifique africaine, notamment en ce qui concerne la médecine traditionnelle, donne à constater que la collaboration entre la médecine traditionnelle et la médecine moderne n'est pas une simple vue de l'esprit. Il suffit de rappeler que, chaque année, les chercheurs en sciences expérimentales publient des thèses de doctorat qui valorisent la pharmacopée africaine. Il y a encore le travail sur l'identification des plantes utiles du Gabon qu'il convient

[85] La médecine traditionnelle prend progressivement en compte la famille, la société, le milieu de travail, le corps et l'environnement du patient afin de poser un diagnostic.

de compléter, cette fois-ci avec des données plus scientifiques.[86]

Les pharmaciens africains et occidentaux, les chimistes africains, Japonais ou Américains, travaillent efficacement sur les plantes à partir desquelles la médecine traditionnelle soigne les maladies en Afrique. Pour ce qui concerne le Gabon, on peut tout simplement indiquer que les travaux, au niveau international, se développent sur le phénomène médico-social qu'est la plante psychédélique Iboga. Les chercheurs travaillent à minimiser les inconvénients relatifs à la non-maîtrise de la manducation de cette plante et recherchent les avantages qu'elle recèle. C'est ainsi que l'Américain Lotsof a mis au point quatre brevets de désintoxication radicale concernant l'alcool, le tabac, la cocaïne et d'autres drogues, grâce à l'injection d'une dose d'ibogaïne, un extrait d'iboga, dont l'action qui dure vingt heures a été comparée à vingt ans de psychanalyse. Voilà un exemple de collaboration avec la pharmacopée gabonaise ; c'est bien dans une plantation de la vaste plaine d'Iguéla, à Omboué, au Gabon, que Lotsof a extrait des racines d'Iboga et les a emmenées aux États-Unis d'Amérique.

Mais les deux parties de cette médecine ont pour point commun, non seulement la mise en perspective des facteurs culturels, mais aussi la divination, comme fondement de l'évaluation de la démarche de guérison. Les deux parties permettent de déterminer le caractère complexe de la médecine négro-africaine : cette médecine tient donc de la psychologie, de l'ethnologie, des sciences naturelles et même de la médecine occidentale. Toutes ces dimensions de la médecine négro-africaine constituent,

---

[86] Cf. RAPONDA WALKER (A.) : *Les plantes utiles du Gabon,* Sepla, Paris, 1995. Tous les laboratoires utilisent ce texte, mais personne ne songe à l'améliorer.

chacune, un domaine de la connaissance que les sciences humaines et sociales doivent développer[87].

Forêt comme vecteur de la maladie

Pour le tradipraticien, la forêt peut être un vecteur de maladies en même temps qu'elle comporte toutes les richesses qu'il suffit d'utiliser afin de résoudre de multiples problèmes de santé. Celui qui s'aventure dans la forêt interdite ou sacrée risque sa santé. En considérant la place que les ancêtres occupent dans la vie de l'homme de la tradition, le rapport des vivants aux ancêtres chez les Africains, la forêt se présente symboliquement comme un espace de rencontres. C'est par ici que la vie se réalise, que l'imaginaire devient réalité et que les mystères perdent leurs caractères sacrés en prenant la forme des rites, des masques, de danses traditionnelles. Elle est ce grand vivant qui rend la médecine traditionnelle possible : *la Pharmacie du Bon Dieu.* Elle place l'homme dans une situation où tous ses problèmes de santé sont traités en référence à l'environnement, à l'écologie : aucun traitement de la maladie ne peut se concevoir sans l'implication de la nature. D'ailleurs, pour tout rite thérapeutique, depuis les sources égyptiennes, on se souviendra que la guérison implique toujours une action combinée des hommes et des dieux. Donc, la guérison traditionnelle se réalise dès que l'alliance entre la société (les hommes) et le silence de la forêt (les dieux) est manifestée. C'est la raison pour laquelle D. Bellepomme

---

[87] Cette complexité justifie d'ailleurs la définition de la médecine traditionnelle par l'OMS comme « ensemble de toutes les connaissances et pratiques, explicables ou non, pour diagnostiquer, prévenir et éliminer un déséquilibre physique ou mental, s'appuyant exclusivement sur l'expérience vécue, et l'observation transmise de génération en génération »

rappelle que « les Égyptiens, et en particulier le célèbre grand prêtre et architecte Imhotep, considéraient que le traitement des maladies ne pouvait résulter que d'une alliance entre les dieux et les hommes, en utilisant des recettes relevant du sacré[88] ».

Pour conserver cette mystique, le cas des maladies graves exige que le traitement se déroule en forêt : chez les Fangs, on va établir le diagnostic étiologique en forêt. C'est en forêt qu'on va aussi identifier les plantes et autres ingrédients qui, dans la nature, entrent dans la composition des remèdes. Puis, viennent les étapes du traitement, avant de repartir au village pour le suivi des soins. Tout se passe comme si le véritable lieu de la maladie, c'est la forêt et il importe de laisser les vecteurs de la maladie dans leur lieu originaire : la forêt.

Cette démarche respecte, en effet, la croyance aux liens séculaires qui maintiennent l'homme en équilibre dans son rapport à son environnement.

Par ailleurs, on aurait tort de penser, en fonction de l'importance de l'esprit dans le traitement de la maladie en médecine négro-africaine, que l'imaginaire pointe uniquement vers la métaphysique. Au contraire, le mythe de l'Evou constitue le socle épistémologique pour les sciences du vivant et les technologies, fondement du développement social et économique de tout pays. Ce fondement est physicaliste, si tant est que la sorcellerie soit impossible sans un organe physique que « les magiciens », les savants du monde traditionnel, identifient comme un polype objectivement repérable dans les viscères. Ce n'est d'ailleurs qu'une question de symbolisme, la vérité est dans les faits, car nous pouvons

---

[88] BELPOMME [D] : *Ces maladies créées par l'homme. Comment la dégradation de l'environnement met en péril notre santé ?* Paris, Albin Michel, 2004, p.11.

bien admettre que l'examen de ce polype se fait généralement à l'hôpital et dans les cas d'une autopsie dès lors que l'individu est mort. N'y a-t-il pas une sorte de dématérialisation de cet organe, dès que le souffle de vie se retire et que l'on meurt ? Tout ne serait-il qu'une question de représentations ?

Non, et nous l'avons déjà mentionné plus haut en parlant de l'autopsie rituelle que pratiquaient les anciens pour déterminer les causes du décès. L'élément qui les renseignait sur les causes certaines de la mort, suivant les critères complexes des sciences initiatiques traditionnelles, c'était précisément cet organe qui, pour les « savants », constitue la glande mère. C'est de cette glande que transite le souffle de vie avant qu'il ne se répande dans le restant de l'organisme par le truchement du système nerveux central, l'appareil circulatoire et l'appareil respiratoire. C'est d'elle que dépendraient les caractères, le tempérament, les vertus qui caractérisent la personnalité de chaque homme. Elle dégage une force vitale qui lie l'homme dans sa dimension suprasensorielle au surnaturel et, partant, au sacré.

En fait, il existe des techniques très anciennes permettant d'extraire, alors qu'il est encore vivant, ce que, effectivement, les anciens identifient comme étant l'organe de la sorcellerie : Evou. L'opération se déroulait exclusivement en forêt, dès lors que les soins se révélaient inefficaces. L'on conduisait le malade en forêt, pour réaliser une opération hautement technique et qui exigeait une connaissance anatomique digne des plus grands savants.

Ne pouvaient prendre part à cette cérémonie que des personnes bienveillantes, des proches du patient, qui avaient effectivement des connaissances en la matière. Arrivés au cœur de la forêt, sous l'arbre tutélaire *oveng,* ils aménageaient secrètement une place. On couchait le malade. Les magiciens préparaient un grand met avec des plantes dont ils étaient les seuls à connaître le secret. Le gardien des reliquaires de la famille sortait les mânes des ancêtres pour les disposer délicatement. Puis, l'officiant prononçait des incantations après avoir décliné sa généalogie et rappelé, avec la plus grande circonspection, les circonstances qui les amènent à solliciter l'aide des mânes des ancêtres et le savoir des magiciens. Certains de recevoir une récompense, les participants pouvaient maintenant rivaliser d'adresse dans l'unique objectif d'obtenir un résultat probant : remédier aux déséquilibres multiformes, dont l'un des membres de la famille est victime[89]. Chacun utilisera sa science pour déterminer les causes de la maladie et, de façon consensuelle, proposer le traitement avec aménité pour sauver le malade. Conciliant, chacun devra œuvrer pour le succès de l'équipe dans cette opération délicate où certains peuvent occasionner la mort des autres.

Lorsque toutes les précautions sont prises et que la sécurité de chacun est assurée, les magiciens commencent le travail. Chacun dispose jalousement son vampire pendant que l'officiant, avec une maîtrise parfaite de la technique, dispose le repas magique en face du patient qui garde sa bouche ouverte. Avec une baguette, un maître magicien lui assène un coup entre les épaules, tandis qu'un autre, avec les mains, le saisit par les bras tournés vers le dos.

Et, dans un silence religieux, on observe la sortie mystérieuse et majestueuse par voie buccale d'un animalcule appâté par les aliments. Il vient se nourrir en

---

[89] On a souvent assisté à des problèmes lors de ces opérations. Quelqu'un peut s'approprier l'organe de l'autre et devenir, ainsi, plus puissant que les autres pendant que le propriétaire finira par s'anéantir et mourir. Il y a donc des risques.

dehors de l'organisme. Pendant que cette opération délicate s'exécute, le patient est dans un état semi-conscient : mi-éveillé mi-sommeil. Et, avec une technique bien maîtrisée, l'animalcule est saisi par les initiés, puis examiné minutieusement par ces spécialistes. La maladie est toujours identifiée et ses causes déterminées. Les anciens déploient alors des connaissances en matière de pharmacopée et de phytothérapie en utilisant de savants mélanges pour soigner directement l'animalcule.

L'opération consiste à rechercher des lésions responsables de la pathologie ; toute blessure est fatale pour la vie de celui en qui il loge. À la fin de cette opération, l'animalcule retournait logiquement et astucieusement siéger dans les lieux secrets du corps humain où il va réanimer le corps affaibli de son détenteur.

Physiquement, il a la forme d'un crabe dépourvu de carapace, mais disposant d'une membrane lui permettant de se mouler dans ce corps humain qui, pour lui, est un univers. Chez certains, il a la forme d'une chauve-souris, lorsqu'il dispose son propriétaire aux œuvres les plus complexes et subtiles de l'esprit. C'est un être démiurgique qui constitue le point nodal entre l'homme et les différents rythmes des plans divins selon l'ordre de ses capacités telles qu'elles ont été déterminées, pour son équilibre, par le grand architecte de l'univers. La connaissance de soi, cette exigence philosophique que Socrate découvre inscrite sur le fronton du temple de Delphes, trouve ici toute sa signification initiatique : chacun doit connaître les capacités de cet être intérieur qui est tapi en lui pour améliorer son existence sans pourtant nuire à celle des autres.

En effet, tous les tradipraticiens des différents peuples d'Afrique que nous avons rencontrés témoignent de la même réalité : *la sorcellerie a pour support physique un élément autonome logé en tout être vivant et qui est conforme aux aptitudes naturelles de celui-ci.* Toutes les sociétés africaines traditionnelles expérimentent cette réalité. Toutes les ethnies africaines désignent cette entité par un nom et la logent en un lieu spécifique du corps : le ventre. À l'Est, en République du Cameroun le peuple Maka le désigne par « *djambé* [90]» ; en République Centre-Africaine (RCA), les *Gbaya* l'appellent « *doua* » ; dans le Fouta, en Guinée Conakry, c'est le *Nhuurö*.

Enracinement, placenta et sécurité

L'un des fondamentaux de l'éducation traditionnelle chez les Fang consiste dans l'attachement au village. Le village est le lieu du sacré, lieu où le corps humain véhicule le sacré, pendant l'exécution des rites, et fait apparaître les Dieux sur terre. L'homme doit donc manifester son attachement à son village afin de conserver son équilibre et d'être heureux. Il aura en conscience que le village est un espace sacré qui le lie à un environnement qui lui confère sa spécificité. Il doit donc vivre, avec ses frères et sœurs, en fonction des principes et des valeurs de la religion pratiquée par les siens.

Et, si son équilibre est longuement perturbé (avec des problèmes de santé ou même de chômage…), il lui revient de faire un retour aux sources pour se soigner[91], car la médecine traditionnelle est comme pour tout art africain, inséparable de l'éthique. Elle est un ensemble de valeurs et de techniques qui accompagnent le sujet pour qu'il se maintienne dans une unité avec la totalité de l'étant.

[90] DJEDOUBOUM [S.] : *La problématique de la preuve en matière de crime de sorcellerie,* mémoire de maîtrise en droit privé, Université de Bangui, 1999, p.4.

[91] On estime que l'individu devient malade dès lors qu'il transgresse un interdit.

L'équilibre physiologique et psychologique, bref, la santé, dépendrait donc de la qualité de la vie en union avec la totalité du monde depuis ses origines (sa naissance). L'homme ne doit donc jamais s'émanciper, se couper de ses origines : son bien n'est-il pas constitué de tout ce qui accroît la puissance vitale de son village et dont il ne doit jamais se séparer ? Et, son malheur ne se définit-il pas par l'ensemble d'actes et de faits qui amenuisent cette croissance ?

Il devrait, alors, être attentif au dynamisme de sa communauté, car l'homme y est attaché mystiquement par son cordon ombilical et par son placenta. Se séparer de son village, revient à s'éloigner de sa source énergétique : la tradition. Cela est source de fragilité. Le sage vivra ainsi en observant les principes éthiques de sa tradition, donc de son village, sinon, sa vie sera perturbée et sa santé menacée. C'est la raison pour laquelle, chaque année, les fonctionnaires se rendent dans leurs villages respectifs pour réanimer l'unité du tout en rassemblant toutes les familles du clan autour d'un repas communautaire ou en offrant des sacrifices aux mânes des ancêtres.

C'est en ce sens que nous pouvons comprendre le propos suivant de L. S. Senghor : « l'éthique en Afrique noire est sagesse active. Elle consiste pour l'homme vivant à reconnaître l'unité du monde et à travailler pour son ordination. Son devoir est donc de renforcer, bien sûr, sa vie personnelle, mais aussi de réaliser l'être chez les autres hommes[92] ». En d'autres termes, en même temps que chacun travaille pour améliorer son quotidien, il pose des actes pour le renforcement de l'équilibre de son environnement au sein de sa communauté. Ici, on ne vit

---

[92] Cité par THOMAS [L-V] : *La terre africaine et les religions,* Paris, L'Harmattan, 2007, p. 66.

pas pour soi, mais pour soi et pour les autres. Oublier cela, c'est mettre sa vie en danger.

Cette philosophie puise son suc d'une morale comportant quatre piliers fondamentaux, lesquels forgent la conscience individuelle et collective. Il s'agit de deux couples opposés, l'un positif et l'autre négatif. Le premier porte sur la discipline et le désordre ; un homme doit vivre une vie ordonnée. D'où l'initiation au rite initiatique dénommé Akom (ordre). Le néophyte découvre le bien-fondé du respect et le relatif du désordre (désobéissance/abiane). Or, un esprit aventurier est susceptible de provoquer, par imprudence, du désordre chez autrui et cela portera malheur à sa communauté. Pour cela, les anciens recommandent à chacun de vivre selon la morale de leur tradition et de ne pas changer, au risque de violer les interdits.

La deuxième chose consiste à former l'individu à la valeur du travail, secret du bonheur et de la paix, pour éviter le mal (abé/abi). Le troisième principe consiste dans la formation de la conscience droite (la droiture, soso). Chacun doit forcer sa conduite pour éviter d'emprunter la voie interdite, celle des déviants. Le quatrième principe porte sur une orientation positive de l'existence : il fonde la liberté sur le respect des lois (interdits) et le refus de la négativité (le non-respect des interdits). Les anciens estimaient que le bien-être, la bonne vie et la longue vie étaient fonction de cette morale communautaire qui n'était pas respectée ailleurs. L'autre étant le barbare, il avait forcément des mœurs qui pouvaient corrompre la morale traditionnelle. Pour eux, ***« l'homme doit rester tel qu'il est »,*** sans se laisser corrompre par des mœurs qui viennent d'ailleurs. L'esprit de vigilance aiguisait la conscience contre tout comportement déviant. Et cela avait un enjeu particulier pour la santé, car on ne consommait que ce que l'on connaissait et ce dont on pouvait expliquer la provenance. On pouvait identifier celui qui a préparé sa nourriture et, en cas de maladie, on ne se soignait que chez quelqu'un de la même communauté. Car, ici, chacun observait les mêmes lois :

Ne pas tuer quelqu'un de sa parenté, son homonyme ou son camarade du rite dans la guerre, par ruse, par sortilège ;

Ne pas commettre un homicide pour motif de jalousie secrètement ou publiquement ;

Ne pas commettre le vol d'un objet important en préjudice de son prochain ;

Ne jamais calomnier quelqu'un ;

Ne pas mentir au préjudice d'un autre ;

Ne jamais se marier avec une femme de la parenté paternelle ou maternelle, ni avec sa belle-mère ou son beau-père ;

Ne jamais prendre le bien d'autrui par force ;

Ne jamais voler quelque chose qui soit un signe, signe appelé dzamba ;

Ne jamais dire à un non-initié les secrets du rite[93] ».

La sagesse traditionnelle dit que le monstre n'attrape que cet homme qui cesse de vivre les valeurs de sa tradition, c'est-à-dire quelqu'un qui n'observe plus ses principes. L'enfant qui ne reste pas dans la maison de son père et sa mère est engagé sur la voie de l'interdit. Il finira par boire dans un lac trouble, lieu où lui apparaîtra le monstre. C'est le chanteur-poète, Pierre-Claver Zeng, qui a su bien traduire cette sagesse dans son texte : Essigan, le Monstre.

---

[93] On note un curieux parallèle avec bien des points du Décalogue. Cela présume d'une grande facilité pour réaliser l'inculturation.

Texte original

Essigan

O mo mon onga ke lap medzim

À togh bizezame

Be ngofio bake bal on

Mor adzam aka yüi te nnam wa sighe

Essigan dza gnale bekele

Asu mam ma ke ma wok ane bot ba yi

E sé dzam bibele élu-lua

Akü anga ke kui nze nzan

Ve nkuane otuyom wake wa tebe

Atar ne ye don ye mimbom melan

-Nnem élokh ngnaghe ve bera beba yo

Mone ébile a ka küi nge ezan minkeh

Tita za bole ékowôn

Refrain

Aïo... Aïé

Ebo bake bayi bake vé

Aïo... Ayo

Ebo bake bayi bake vé

La traduction

Monstre

Un p'tit alla puiser de l'eau

Dans un lac trouble

Le passereau des jours lugubres chantait

Au loin le monstre apparut en pleine ripaille

Il se repaissait des fourmis rouges en aval du village

D'où montaient les pleurs de la population assaillie

à mi-chemin, il rencontra une vieille femme (lugubre)

parée de grains rouges et de paquets sacrés

auxquels s'ajoutait la fleur de la connaissance

ânonnant et tâtonnant, elle était un véritable cauchemar

Refrain

Aïo... Aïe

Où vont ceux-là qui pleurent (bis)

Vivre ou mourir

L'homme doit rester tel qu'il est

Surtout, si tu écoutes femmes et enfants

Tu te retrouveras toujours le genou à terre

Awu se de no wu
Ghe égnin one nyin
Mone mor ane ke bera dzen
Obê ne medzo me binega ye bon bina
Mbak abon on nse kane ne wo
Odzam one koko ve dzam
Mone mot gnaghe ve dzan bot wégn

Refrain
Aïoooooo
Obiale befe
Owule befe

De mor ane foghe dzo énen
Vé dza djüé essigan
We bo kuma
Nghe ki atégn
Ba mor ane foghe dzo énen
Vé dza djüé essigan

Edza djüa éne bo keghe dzome
Edza djüa é ne foghe vé édza djüa
Eda djüa éne bo keghe evola
Eda djüa éne foghe vé NDA djüa
Engogole Bemui o

Refrain

Essigan

Refrain
Aïooo
tu nais avec les uns
tu vis avec d'autres
hommes, tu n'existes que chez toi
car riche, ou pauvre,
tu ne seras grand que dans ton village
comme l'écureuil est un monstre chez l'écureuil

pitié, chers amis
ta maison a beau être dépeuplée
ta maison restera toujours ta maison
ton village a beau être anonyme
ton village sera toujours ton village

Refrain
moi, le monstre, qui mange les fourmis rouges
je n'attaque que l'enfant des fugues
se retrouvera à terre le genou fêlé
quiconque prendra la vie pour une mêlée

Surtout, et bien :
les animaux ont des oreilles

Mekele
Ebor be ke dzem odop-doba égnin mu
Mbakh obon ke sighle
Mba mor mba mor
O se nki ya ayile éya si
Essigan, essigan
Dza bi foghe ve mone a bimo

Tsir melo mona atsina atora melo
Ebor ba ke é nzen ékowôn
Mi baghe don ke vor mi nkom
Mone gone assok ma kome dzo mama

Refrain

Tsir me da mone adzin atora me da
Ebor ba ke é nzen ékowon
Mi baghe don ke vor mi nkom
Mon yo olön make kome dzo medzo mama

Refrain

Kos me da bor me da
Ebor ba ke nzen ékowon
Mibaghe don ke vor mi nkom
Mon yé Ezame ma kome dzo

le petit bananier aussi
pour **ceux qui se risquent sur la voie interdite**
il n'y a que le vieil adage :
abattez les arbres à la hache sans relâche,
mais abritez-vous d'écorces fuyantes
telle est la parole du petit-fils des cascades

le monstre n'est pas loin !
Le monstre peut habiter l'animal
le monstre peut habiter un poisson
l'homme est le premier monstre
l'homme est un monstre en soi
l'homme est le monstre des monstres

Moi fils de l'arbre à la gangue épineuse
je parle par le son du balafon et du tam-tam
un son qui ne connaît point de flétrissure

L'animal peut être un monstre
un poisson peut-être l'monstre,
mais le premier monstre

mama	c'est l'homme **le petit homme est un petit monstre.**
Refrain	
Essigan ene bo tsit	
Essigan ene bo kos	
Essigan osüa éne foghe ve mone mot	
Mone mot ane mone mot essigan	
Refrain	
Me wele mdzan ye mi nku	
Emam ma bi ke bura ne me	
Akal bifia ye dedzan	
Mon yo olon ane aval da da mama	
Refrain (bis)	

Psychologiquement, l'homme de la tradition ne se sent en sécurité que s'il est dans son environnement ; cet habitacle est en réalité une construction imaginaire et non pas un simple espace géographique dans lequel il serait né accidentellement. Être chez soi renvoie à une construction mentale qui se réalise par une construction socioculturelle sans laquelle le sujet se sent particulièrement vulnérable, complètement loin de son orbite sacrée. Cette orbite construit l'identité de la personne en relation avec sa terre natale, un endroit sécurisé. Aucun danger externe n'est possible, parce que son double se charge de préparer la riposte contre toutes les attaques multiformes et variées.

La croyance en un système de coexistence ontologique des forces est très répandue et partagée par toutes les sociétés africaines, ce qui donne toute son importance à la structure communautaire. On considère que l'existence humaine prend sa place au sein d'un tissu ontologique qui libère des forces en provenance de l'œuf primordial, désigné en langage ésotérique par « placenta cosmique ». À la naissance d'un enfant, on enterre le placenta dans des conditions particulières, avec l'idée de protéger la vie de l'enfant. On le met sous la protection des forces de la nature de telle sorte que l'existence de l'enfant puisse s'alimenter directement à la source cosmique de l'intelligence pure.

La toute première initiation d'un individu, c'est effectivement la naissance et les cérémonies qui tournent autour de ce fait, dont la *cachette sous terre du placenta.* Ce rituel constitue l'acte par lequel les parents formatent la vie de l'enfant de manière à préparer et à canaliser ses énergies pour lui permettre d'aller en toute sécurité à la rencontre de son destin. Il deviendra ainsi, pour l'enfant qui vient de naître, le lieu de son enracinement dans une culture, dans la vie du clan et point nodal entre les énergies du monde visible et ceux du monde invisible au bénéfice de la personne. Ce placenta se comporte mystiquement comme un transformateur électrique pour le sujet ; il filtre les énergies pour équilibrer en permanence le sujet, le maintenant ainsi en santé. Le lieu où il est implanté doit rester secret parfois même de son propriétaire : on ne peut lui révéler l'endroit où son placenta est enterré que s'il est effectivement initié au rite de la naissance. La puissance d'un homme dépend en fait de la charge spirituelle de la cérémonie de l'enterrement de son placenta ; les anciens faisant tout pour que les mauvais sorciers n'y accèdent jamais.

En 1994, après mon baccalauréat à l'Institution Immaculé Conception de Libreville, mais après la mort de mon grand-père, je me suis senti si vulnérable psychologiquement que je sentis le besoin de me recharger. Je m'étais senti si seul, solitaire et abandonné, mis en marge par mes oncles et tantes qui se disputaient son héritage. Je me rendis auprès de sa mère Séraphine Mendome, devenue grabataire. Cette femme m'avait couvert dès ma naissance, de sa sollicitude première ; elle était prévenante à mon égard : j'étais, par le nom que je porte, son frère ; Mvone Anda. Affectueusement, elle m'appelait « mone a nneh, émo nna », ce qui veut dire « fils de ma mère ». J'ai pris le temps, en quelques semaines de m'occuper d'elle, après lui avoir expliqué les conditions de la mort de son fils unique, Ongbwa Paul Arthur. Elle avait accepté que « mone a nneh, émo nna » la récupère comme son seul héritage : j'allais la confier à ma mère qui accepta de la prendre sous sa protection et de l'enterrer dignement pour moi quand elle partirait de ce monde pour rejoindre ses ancêtres et mon homonyme. Alors arriva le temps de vérité : nous étions à deux dans la cuisine de ma mère – elle lui servait de chambre et de lieu d'intimité –, c'était le moment de notre dernière conversation la plus profonde. Je lui demandais affectueusement si je pouvais parler, car je voulais qu'elle comprenne que je souffrais dans ma conscience d'avoir été si injustement rejeté par ses petits-enfants, que j'étais sans héritage et que j'avais été renié par sa progéniture. Elle me regardait avec tant d'affection qu'elle me redonna courage avant de me dire les mots qui suivent : « Tu es le fils de la bénédiction ; c'est eux qui peuvent être rejetés ; tu as pris mes seins ; tu es en sécurité et personne de tout ce monde ne sait où est implanté ton placenta. Il n'y a que moi qui sais où se cache ton placenta et mon cœur est blanc par rapport à toi ; vas-y n'aie crainte ». Nous arrêtions de parler dès qu'une personne entrait dans la pièce, c'était notre dernier entretien, il y a maintenant dix-huit (18) ans. Silence. Elle mourut quelques mois plus tard.

L'assurance qu'elle est la seule personne à savoir où se cache mon placenta et que son cœur était pur vis-à-vis de moi me redonnait confiance en moi-même. Psychologiquement, mon être se rééquilibrait et je comprenais l'importance du village dans l'imaginaire négro-africain : nzale, le village est le fondement ontologique de l'existence d'un homme. Cela explique la raison pour laquelle l'homme fang vit en réalité dans l'horizon de son village, la ville n'étant pour lui qu'un lieu de passage. On ne peut pas avoir deux tombes, une en ville et une autre au village, dès la naissance nous avons été enterrés à un endroit tenu secret au village, c'est à cet endroit que nous devons repartir afin de manifester de la vie après notre vie. Du coup, nous comprenons la raison pour laquelle certains maîtres de la tradition avaient érigé des bâtisses sur des lieux sacrés où secrètement leur placenta était enterré. Cela explique la raison pour laquelle les Fang ont construit leurs villages et enterré leurs morts dans leurs concessions, chez eux. Et les pyramides, n'ont-elles pas leur vrai fondement dans ce fait : l'enterrement du placenta ?

Être chez soi, renvoie donc à un imaginaire qui plonge le sujet dans une assurance métaphysique en un lieu mythique où il est mystiquement inébranlable ; inattaquable : sa source. Au village, l'homme se sent assis sur ses fondements. Or, selon une conception de la maladie comme attaque extérieure, le soin en dehors du village constitue une sorte d'« expatriation » du sujet, qui ne se reconnaît ni dans les techniques, ni dans les praticiens et encore moins dans l'environnement qui répare sa vie. Psychologiquement, sa conscience est en opposition avec, non seulement le lieu du travail de la santé, mais, en plus, avec les techniques de guérison qui sont les leurs. Lorsque sa vie est menacée par la mort et même par le phénomène de vieillissement, l'Africain ressent souvent le besoin de repartir à la source, c'est-à-dire son village. La source évoque, chez lui, le lieu du commencement : les origines ; le village représentant ainsi le principe de toute vie. La vie dans le village est une vie intarissable et renaissante ; elle renvoie au divin. Il est inutile d'insister sur l'importance pour un Africain traditionaliste d'aller se ressourcer ; on va à sa source pour aller renouer avec la vie, se régénérer et ainsi retrouver l'authenticité. Le village ne doit pas mourir, auquel cas le règne de la mort va s'instaurer et la vie va dépérir en l'homme.

Dès lors, lorsque la menace de la mort devient très forte, quel que soit le niveau intellectuel et scientifique de l'Africain, il éprouve le besoin de se ressourcer. C'est une loi de la vie que personne n'accepte, de bon gré, le tarissement de ses ressources ; on repart donc chez soi pour renouer avec les fibres de son existence. Rappelons donc que le village est une source spirituelle. Or, à ce sujet, Noël Ngwa-Nguéma posait le vieillissement comme une menace naturelle contre la vie. Il écrivait : « De tous les vieillissements, la sénilité spirituelle est peut-être la plus lourde à porter. Contre celle-ci tout homme se doit de mener une lutte continuelle et acharnée. La victoire est possible, à condition de ne pas se couper définitivement de la source[94] ». Il encourageait à cet effet chacun à repartir à la source pour aller se « retremper dans les eaux fraîches et vivifiantes » de ses « origines ancestrales » dès lors qu'il sent qu'il va « pénétrer dans le feu de l'épreuve ». En

[94] NGWA-NGUEMA [N.-A) : *Choisir de dire la vérité. Ma lutte pour la liberté et la justice,* préface de S.-P. E. MVONE-NDONG, L'Harmattan, Paris, 2007, p.25.

se rendant dans son village, l'homme est conscient qu'il sera revisité mystiquement par la *présence* des siens et ceux-ci pourront intervenir en sa faveur pour parer à toutes ses difficultés. Le village est donc le premier lieu sacré pour l'homme de la tradition ; il est le lieu où les échanges entre le visible et l'invisible se déroulent avec plus d'assurance. Il faut donc que le comportement de chacun corresponde avec les principes éthiques de sa source. Dans le cas contraire, il peut y avoir rupture entre lui et sa source et, de ce fait, le cours de son existence peut s'en trouver menacé et la maladie s'installer. Il suffit donc de renouer avec le village en allant offrir des sacrifices aux ancêtres pour que sa santé se restaure. Revenons à Owono Nguéma.

Le placenta, parlons-en. Et, dans nos recherches actuelles, nous constatons que spirituellement le placenta est une réalité toujours vivante et qu'il ne convient pas de rejeter à la naissance d'un enfant. Il constitue le caractère et la personnalité de tout homme, de telle sorte que chacun d'entre nous obéit aux règles de vie, celle de son placenta à travers sa vie diurne inconsciente. ***Le placenta serait alors le logiciel qui contient toute la force vitale de l'individu.*** *Je voudrais que nous évaluions cette connaissance dans la thérapeutique traditionnelle d'une part, et dans l'initiation traditionnelle d'autre part.*

Vous l'avez dit et vous avez été à de très bonnes sources pour le dire de la sorte. Il n'y a pas une rupture catégorielle entre les deux vies, celle du placenta et celle de l'enfant. L'homme est placé à la conjonction de ces modes d'existence : quand il reposait dans le placenta, lorsqu'il était physiquement dans le ventre de sa mère, il est lié à elle physiquement par le cordon ombilical. La séparation, C'est-à-dire, la rupture avec le placenta n'est qu'une apparence physique. Mais, en réalité, ce n'est qu'une apparence. Lorsqu'un être vient au monde, l'on coupe le placenta pour séparer l'enfant, cet amas de muscles, le libérant ainsi pour qu'il découvre le nouvel univers. Nous le répétons, ce n'est qu'une rupture physique.

Observez la relation affective, psychologique, sociologique qui, depuis la naissance jusqu'à toujours reliera toujours, la mère et l'enfant. Donc, il y a un corps de dons spirituels, affectifs, qui font que l'on ne pourra interrompre le lien profond entre la mère et son enfant. Et certaines thérapeutiques traditionnelles sont basées sur ce constat. Dans certaines affections, surtout de dimension psychologique, la maman pleure à chaudes larmes au lieu de soigner le bébé. Parce que les liens, malgré la rupture physique du cordon ombilical, sont si forts que les affections physiques de la mère se reflètent automatiquement sur l'enfant. Vous voyez donc la qualité de la vie.

La vie n'est pas simplement que cet assemblage des atomes et molécules qui constituent les tissus et les mêmes tissus constituent l'être humain physiologique, physique : il y a surtout la dimension spirituelle qui a pour faciès, la psychologie de l'être qui s'enracine en réalité dans cette dimension spirituelle. Bon nombre de thérapies faites dans le monde traditionnel reposent sur ce principe et se déroulent avec succès. Ce n'est pas une spéculation.

La famille, bouillon culturel de base

La famille, dans la société traditionnelle, est le lieu d'inscription dans la conscience, de la transmission et de la consolidation de toutes les valeurs humaines : de solidarité, de pratique morale, financière, agricole, économique et politique, qui donnent la spécificité aux membres d'une famille.

La réalité est que la formation d'un enfant à l'art de la médecine traditionnelle se fait naturellement, par l'acquisition du sens des responsabilités en fonction de ses compétences, auprès de son père et de sa mère. L'enfant observe le travail que ses parents font pour traiter avec efficacité les affections diverses ; il enregistre la composition des remèdes et les techniques qui rendent efficace le traitement de la maladie[95]. Certains parents communiquent à tous les enfants, sans discrimination de sexe, la composition des traitements qu'ils maîtrisent. D'autres choisissent de ne léguer leur savoir qu'à l'un ou à l'autre de ses enfants. La transmission se fait par l'organisation des rituels d'arrachage qui n'exigent pas nécessairement une contrepartie financière de la part du bénéficiaire. On lui transmet le remède et son savoir (composante de la recette et posologie).

Concrètement, afin de prévenir les accusations d'empoisonnement ou de sorcellerie, le transmetteur doit démontrer que son traitement ne comporte aucun danger en consommant devant témoins chaque ingrédient de son remède. Il fait d'ailleurs le même geste à chaque fois qu'il administre les médicaments. Lorsque la composition est prête, le maître demande à l'apprenti de les lui « arracher » des mains. Ici, on note l'importance de la généalogie dans la transmission, pour que le remède conserve toute son efficacité. Tel est le sens de la formule suivante :

Moi, Mvone, fils de Ndong et de Bendome, je ne t'ai pas volé, je ne t'ai pas alléché. Je t'ai pris chez ma mère Bendome qui te tient des Pygmées. C'est Awong, le célèbre pygmée qui, en témoignage de sa reconnaissance pour les services rendus, lui a enseigné la formule et lui a transmis le pouvoir de guérison. À son tour, elle

---

[95] cf. MONTEILLET [N.] : *Médecine et sociétés secrètes au Cameroun,* L'Harmattan, Paris, 2006.

me l'a transmis pour que je vienne en aide à ceux qui souffrent. On raconte que tu es efficace, démontre-le-moi.

Il y a une forte insistance, dans cette formule, sur la primauté du lignage : on veut signaler l'origine et l'authenticité de la pratique. Les pygmées ne sont-ils pas reconnus par les Bantu comme les plus éminents détenteurs de savoirs de la médecine traditionnelle ? La formule signifie aussi que, au plan éthique, Mvone est autorisé à appliquer ce remède aux malades sans aucun risque. Car, pour qu'un remède soit efficace, il ne faut pas l'usurper en l'arrachant de force ; il pourrait alors se retourner contre le patient et vous entraîner dans des palabres.

En somme, c'est dans leurs familles que les plus érudits des guérisseurs, qui savent traiter de nombreuses maladies graves (à l'exemple de l'empoisonnement), acquièrent le savoir nécessaire à la prise en charge de nombreuses maladies. C'est en vivant auprès des guérisseurs que ces érudits reçoivent la connaissance et le pouvoir de traiter des problèmes que l'on impute volontiers à la sorcellerie. Les familles sont, en effet, gardiennes d'une histoire des connaissances empiriques de la médecine traditionnelle. Les parents transmettent jalousement, et particulièrement les familles dans lesquelles il y a un tradipraticien, de génération en génération, un savoir-faire qui aide à la guérison de nombreuses maladies.

Le père (ou la mère) a toujours conscience qu'il (ou elle) est le dépositaire d'un enseignement ésotérique, héritage de sa famille, qu'il doit léguer. Il a donc le devoir d'enseigner, d'inculquer, d'imposer à sa famille, comme une obligation envers Dieu et les Ancêtres, l'exécution des rites thérapeutiques et religieux. La famille sera ainsi féconde et désignée comme une famille de guérisseurs.

L'enfant, le guérisseur de demain, apprend son métier en faisant son éducation auprès de son père et de sa mère.

Les parents jouent ainsi un double rôle traditionnel d'éducation et de formation. L'apprentissage a plusieurs étapes. L'enfant est d'abord invité à s'asseoir pour observer ce qui se pratique ; il accompagne ses parents dans la collecte des plantes. Il intègre l'importance de chaque plante dans l'imaginaire et enregistre les noms et les différents usages des plantes. Ce travail se fait dans un climat ludique et sans effort, car l'enfant n'a pas pour objet de devenir ce qu'est son père : il a seulement conscience qu'il aide son père à s'occuper de la famille.

En aidant ainsi ses parents, l'enfant commence à préparer des cataplasmes sous le regard avisé du père ou de la mère, qui l'utilise désormais comme un apprenti, un disciple avec qui l'on doit compter. C'est ainsi qu'il assimile inconsciemment un savoir et un savoir-faire, en dehors des amphithéâtres, sans cahiers ni livres ; mais, par le travail de la mémoire, il enregistre naturellement les explications que lui donne son formateur. Alors, pour les plus doués, peuvent intervenir certaines formes d'initiations permettant de les introduire dans le domaine de l'invisible, afin qu'ils entrent en rapport avec les supports métaphysiques de la pratique de la médecine traditionnelle. Là, ils acquièrent de nouvelles formes de connaissances qui renforcent leur niveau d'intelligence pour la manipulation des simples. Dès lors, il va faire son apprentissage dans la société des anciens initiés qui sont la mémoire et les archives de la famille. Il en est ainsi dans cette société de la civilisation orale.

La connaissance, en phytothérapie et en pharmacopée, est donc fonction des règles de vie, des interdits alimentaires et comportementaux, desquels dépendent le bien-être global de la collectivité et celui des individus qui la composent. À son tour, chaque famille conserve un secret qui le caractérise et qui est en lien avec la santé. Dans certains cas, le secret est en lien avec le traitement d'une maladie. Les règles pour la conservation de la vie sont transmises lors de cérémonies secrètes et observées par tout personne ne voulant bénéficier du don et de la protection mystico-spirituelle qui caractérise le groupe.

Le lien comme condition de la transmission

Le lien marque la relation d'affection, de devoir, d'intérêt ou de dépendance qui unit des personnes, des groupes ou des groupements entre eux ; dans ce sens on dit que l'on entretient des liens avec quelqu'un, sa famille, son pays. Dans la société traditionnelle, le lien se construit aussi par un savoir qui nourrit l'existence et préserve la vie d'un être selon la manière dont il est formaté à sa naissance.

Les anciens avaient conscience que la vie est toujours perturbée par des forces extérieures ; ils sentirent ainsi la nécessité d'élaborer des pratiques qui participaient d'une médecine préventive. L'ensemble de ces pratiques se distingue par des recettes qui se matérialisent par des vaccins (scarifications) sur des points spécifiques du corps, des mets magiques que le sujet consomme pour se *blinder* contre les agressions mystiques de différentes natures. Être malade, dans ce cas, ne peut résulter que de la non-observance d'interdits comportementaux et alimentaires relatifs aux techniques de blindage.

En fait, le sujet ne doit plus consommer certains aliments qui entrent dans la composition du mets médicamenteux qui assure sa protection. Étant entendu que la préparation se fait lorsque l'on est encore inconscient ; car, c'est le père et la mère qui veillent à la vie du petit homme. Ainsi, dès qu'il est malade, il se réfère d'abord à son père et à sa mère pour exprimer ses inquiétudes de santé ; ceux-ci vont déterminer, au regard de ce qu'ils savent sur la consistance mystique de leur enfant, le bien-fondé de la plainte exprimée.

Le traitement de la maladie va évoluer selon le niveau et l'état du savoir des parents : ils savent ce qu'il faut prendre si un interdit est violé. Car la perturbation de l'équilibre physique et psychologique est la conséquence directe de la « rupture d'un interdit ». Cette rupture consacre la séparation entre celui qui a transgressé l'interdit avec ce qui le maintenait à l'abri des menaces.

Notons que la vie dans un environnement traditionnel implique non seulement un savoir-être, mais aussi un savoir-faire qui est fonction, lui-même, des connaissances dont on dispose sur des domaines précis de la vie au village. Ce savoir garantissait l'équilibre global du groupe et le bien-être individuel de chaque notable. Cela dit, les objets-médicaments sont une aide efficace à la personne du malade, chaque fois qu'ils sont utilisés pour son développement intégral : on soigne pour consolider les liens qui unissent l'individu à la collectivité. Tout ce que l'homme entreprend doit être en rapport avec ce que font les autres dans le domaine concerné, car la souffrance et la mort résultent souvent de ce que l'on entreprend.

Selon la sagesse populaire, si tu aimes le travail, tu meurs par le travail ou à cause de ton travail. C'est dans ce sens qu'il importe de dire que c'est la jalousie qui provoque la mort du travailleur : « ton bonheur est à l'origine de ton malheur ». Tout dépend donc de la relation que nous entretenons avec les nôtres, car, l'acte de sorcellerie n'est efficace que si le lien que l'on entretient avec la victime est direct. Personne ne peut vous manipuler au point de provoquer chez vous des maladies psychosomatiques s'il n'entretient aucun lien intime direct avec vous ; ce qui veut dire que le lien avec la communauté est déterminant pour la santé d'un individu.

Traditionnellement, le sort doit être fondé en raison du lien entre l'individu et la collectivité. C'est ainsi que L. S. Senghor le précise avec autant de fermeté : « chez les Nègres, l'homme est lié à l'objet de propriété collective par le lien juridique de la coutume et de la tradition ; groupe – famille, corporation, société d'âge – à une personnalité propre qui est sentie par chaque membre[96] ». Soigner, c'est donc une question de responsabilité et pour être responsable, il faut disposer des connaissances permettant de défendre la vie sans être obligé de recourir à l'autre.

Fort de cette notion du lien, la présence de la famille est un impératif dans la démarche des soins de santé dans la médecine négro-africaine. Un problème grave de santé ne peut être traité sans la présence de la famille ; et tous les soins se font en liaison avec la terre ancestrale. Tous les phénomènes naturels qui entourent le rituel sont d'ailleurs considérés comme des personnages, agents de liaison entre le monde visible et le monde invisible. La croyance en la participation des ancêtres auxquels le sujet est lié par la litanie des noms que compose sa généalogie, pose la famille et le sol que l'Ancêtre a occupés, comme la source des énergies qui alimentent la vie du sujet. L'univers du traitement de la maladie pose donc, en premier lieu, la problématique du lien naturel et social que le patient partage aussi bien avec le médecin traitant qu'avec le monde qui l'assiste dans sa démarche de guérison.

En fait, partageant une étymologie indo-européenne commune que le logos, le lien, assure par son écologie, la

---

[96] SENGHOR [L.S.] : *Ce que l'homme noir apporte,* in *Liberté I,* Seuil, Paris, 1966, p. 29.

connexion temporo-spatiale non seulement entre des personnes disjointes, mais aussi entre l'humain et le non-humain. Le mythe conserve, par la connaissance qu'elle délivre sur les plantes, toute la tonalité spirituelle qui constitue le fondement même du traitement de la maladie dans la médecine négro-africaine. La connexion avec les différents stades de l'être-au-monde est un enjeu déterminant de la médecine initiatique, car le praticien a conscience que l'état de santé est fonction de la cohérence de la coexistence entre le sujet et l'environnement. Il y a un double lien qui établit l'équilibre du sujet : le lien est fonction de l'imaginaire et de la rationalité selon la dynamique du traitement.

Le mythe (mythos) est ce discours, ce langage, qui s'oppose au logos (discours-raison) pour élaborer des rituels qui rétablissent un lien au niveau de l'imaginaire et c'est à ce niveau qu'il importe de comprendre la nature du lien dans la médecine naturelle.

C'est justement cette recherche de consolidation du lien à consolider et à raviver qui donne toute son importance et son sens à la médecine initiatique ; les rites et d'autres pratiques de la médecine traditionnelle manifestent, en réalité, la nature des liens entre les membres de la communauté et le monde de l'invisible. Telle est la caractéristique fondamentale de toute l'histoire de la santé et de la guérison traditionnelles. Cette caractéristique de la médecine traditionnelle fait du traitement de la maladie un mode de connaissance qui manifeste le rapport essentiel de l'homme aux esprits. Le patient entre en liaison avec différents genres d'esprits qui entrent en scène dans la pratique de guérison. Les Nganga s'adressent aux esprits pour soulager ou pour guérir les différentes formes de maladies dont souffrent les hommes dans la communauté.

Qu'il s'agisse du *Bwiti* ou de l'*Ômbwiri* et même du Mbumba éyano, la solution au problème de santé d'un individu est le fait de notre rapport aux esprits, aux génies et à d'autres réalités mythiques et mystiques appartenant au monde invisible. Ces esprits sont classés en trois grandes catégories et chacune joue un rôle précis dans l'équilibre et le maintien des liens entre le visible et l'invisible. Ce classement est le suivant : les ancêtres, les génies et Dieu

Le contact avec le christianisme n'a fait que nourrir la qualité du lien avec le monde de l'invisible : les temples initiatiques sont syncrétiques et, avec la volonté de maintenir sa foi chrétienne, le croyant se met en liaison avec la première catégorie d'esprits. Celle-ci se compose d'anges jouissant d'une supériorité morale et d'une autorité incontestable sur les êtres visibles et invisibles. C'est le cas de Saint-Michel Archange que l'on invoque dans certaines cérémonies initiatiques ; d'où la présence d'icônes, de représentations d'anges dans les temples. Cette caractéristique est surtout propre aux Fang qui pratiquent des rites souvent empruntés à leurs voisins auxquels ils ajoutent leur spécificité. La force d'un temple, c'est-à-dire sa capacité à manifester la divinité est exclusivement fonction de la capacité de ses adeptes à entrer en contact et à maintenir le lien avec une entité spirituelle déterminée. La fidélité à cette entité constitue une puissance pour la conciliation des forces permettant de lutter contre les démons, auteurs des maladies. Le mode de vie des adeptes du temple est respectueux de l'alliance contractée avec le prêtre du temple.

La croyance en l'incarnation des génies dans l'environnement et en la présence des esprits ancestraux dans la nature, établit le fondement spirituel de la démarche de guérison en médecine négro-africaine. La collecte des plantes, de même que la composition des onguents, ainsi que leurs différentes applications, impliquent un état d'esprit qui fait de la thérapie une démarche spirituelle. Dans cette perspective, la médecine devient une forme de religion où les « bons esprits » assistent l'homme dans sa lutte contre l'adversité, selon sa moralité. En lien avec les bons esprits, l'homme participe à une lutte spirituelle entre les entités divines opposées. On leur adresse des prières, car leur sollicitude inspire l'intelligence des tradipraticiens pour la guérison de leurs malades.

Au-delà du traitement physique, il est certain que le véritable bien-être recherché dans la thérapie spirituelle réside dans la multiplicité de pratiques ayant pour finalité d'établir le contact et de maintenir un lien social fort entre la communauté humaine et les différents esprits protecteurs. Le lien avec les esprits « bienveillants », les *mimbwiri*[97], permet de concevoir la médecine traditionnelle comme un ensemble de pratiques que la communauté, selon sa culture, utilise quotidiennement pour lutter contre les déséquilibres physiques et psychologiques pouvant mettre la communauté en danger. L'initiation assure effectivement cette fonction de liaison entre la personne malade, la communauté et le « monde des esprits ».

En somme, l'existence « réelle ou supposée » des esprits, des génies avec lesquels l'homme maintient des liens à travers des rituels, développe chez les adeptes de la médecine négro-africaine une « mentalité magique ». Ontologiquement, la notion du lien social s'exprime et explique même l'importance de la famille dans la démarche de guérison traditionnelle. À chaque étape de sa vie, l'homme doit maintenir un lien avec sa famille, notamment avec sa famille biologique. C'est par elle qu'il

---

[97] AUBAME [J-M.] : *Les Beti du Gabon et d'ailleurs,* tome 2, *croyances, us et coutumes,* L'Harmattan, 2002, Paris, p. 181.

arrive à la vie et il faut qu'il en sorte par le même biais. La maladie n'est que l'expression d'un désordre qui menace le lien social que la qualité de son existence doit alimenter.

La notion de lien exprime par elle-même le caractère sacré de la vie telle qu'elle se représente dans l'imaginaire négro-africain : « l'homme est une vie reçue » qui se détermine, socialement et objectivement, comme une chaîne formée de plusieurs anneaux, *nkol enyng*. Socialement, tout individu est perçu comme un nœud qui maintient, ensemble, le monde des Ancêtres et de Dieu, d'une part, et le celui des vivants, d'autre part.

Afin de s'élever à la dimension des forces spirituelles, la conscience de l'homme s'ouvre au monde en se conciliant les forces par le truchement d'une initiation. Par celle-ci, il acquiert des connaissances à partir desquelles il parviendra à des « manipulations mystérieuses » des forces supérieures avec lesquelles il est en lien.

L'ontologie du lien et la thérapie traditionnelle

Le véritable problème, pour l'ensemble des techniques magiques et des techniques d'interprétation des rêves ou même de guérison traditionnelle, reste, avant tout, celui de l'authenticité. Il faut absolument inscrire sa pratique dans une tradition reconnue par la communauté pour avoir la confiance des autres : il n'y a pas d'improvisation et encore moins de révélation. L'identité, ici, est la condition de l'authenticité : on sait généralement que les ressortissants de telle communauté sont détenteurs de tel pouvoir pour soigner telle maladie. Cette identité est fondée philosophiquement et religieusement par la pensée collective du groupe et, en tant que telle, inspire un sentiment de confiance à l'égard de la pratique de tel guérisseur.

Se soigner, revient donc à s'enraciner de manière tout à fait particulière dans un espace géographique (le temple), dans une histoire intime (la généalogie) de sa culture et dans une idéologie religieuse (spirituelle). Dans cette perspective, les pratiques thérapeutiques reposent des représentations relatives à un imaginaire dans lequel s'enracine une idéologie[98] de laquelle dépend une certaine compréhension de la maladie en termes de rationalisation de la vision du monde (ou d'un système de valeurs) auquel on identifie la culture d'un peuple.

Il y a un enracinement culturel permanent du patient qui s'apparente à une démarche de salut, chose qui fait de la médecine traditionnelle une forme de religion naturelle. On note, d'ailleurs, qu'au début de toute action, celui qui officie doit nécessairement dire sa généalogie, celle qui l'insère dans sa famille biologique et celle de son initiation, de manière à montrer son authenticité dans l'acquisition du savoir. La chose est beaucoup plus plausible chez les diseurs de Mvett, ces conservateurs de la mémoire du peuple. Au début de la cérémonie, ils commencent toujours par manifester leurs différents liens généalogiques comme si l'authenticité d'un art était absolument fonction de l'état de la connaissance des liens qui composent notre personnalité.

---

[98] DUMONT [F.] : « Notes sur l'analyse des idéologies », *Recherches sociographiques*, vol. 4, n° 2, 1963, p.164.

La complémentarité

Au stade actuel du développement de nos travaux de recherche sur la rationalité médicale en Afrique, il est bien de retenir que le contexte social et économique dans lequel nous travaillons est particulièrement laborieux[99]. La collecte d'informations fiables sur la question qui nous intéresse est particulièrement laborieuse et nécessité un investissement, non seulement intellectuel, mais aussi financier et physique.

Notre objectif n'a pas été de décrire les formes d'acquisition de la pratique thérapeutique traditionnelle qui sont, somme toute différentes selon leurs degrés d'initiation, mais dire, à l'attention des praticiens de la médecine académique, qu'une autre rationalité est possible ; une autre médecine est possible sans qu'elle ne repose sur la raison et la technologie moderne. La question pour l'Afrique, n'est pas de magnifier une médecine, mais de lutter contre la maladie en s'appuyant, aussi sur ses valeurs.

---

[99] On peut même dire dangereux, car certains tradithérapeutes ont tenu des propos menaçants à notre égard en nous forçant d'adhérer à leur rite : « Comment pouvez-vous prétendre promouvoir les tradithérapeutes, est-ce que vous les connaissez ? Ce sont des gens dangereux. Êtes-vous initié ? Je demande si vous êtes initié. Il faut d'abord que vous ayez un vampire, que vous soyez calé dans votre ventre afin que vous vous leviez un matin pour parlez aux sorciers, sinon, personne ne vous écouterez pas… Soyez d'abord sorcier pour savoir de quoi vous parlez pour que les mots que vous utilisez aient un sens et, alors pourrez parler de la tradithérapie. Or, vous dévoilez les secrets des tradithérapeutes, dans vos écrits, conférences, à la radio, à la télévision… sans en être un et vous vous étonnez d'être malade… vous souffrez d'une maladie de la sorcellerie. Je vais vous soignez et vous emmènerai dans la forêt pour vous faire des protections, des scarifications

Cela dit, il est vrai de reconnaître que la colonisation ayant jeté la médecine traditionnelle hors des orties, elle n'a pourtant pas réussi à guérir toutes les maladies dont souffrent les Africains. Elle exprime plutôt le besoin de collaborer avec les guérisseurs. De son côté, la médecine traditionnelle africaine a besoin de se développer pour rendre fort ses principes en empruntant, sans se laisser fourvoyer, les richesses de la médecine allopathique. C'est en cela que nous parlons d'une médecine de la troisième voie, celle-ci est multiculturelle, c'est la médecine interculturelle.

C'est une médecine qui incorpore plusieurs rationalités et imaginaires qui se croisent dans notre société multiculturelle : chaque peuple doit apporter sa caution pour l'amélioration de la santé et des conditions de vie de toute l'humanité. Cela suppose la promotion des attitudes d'ouverture positive vis-à-vis des détenteurs des savoirs et des savoir-faire traditionnels, chose qui implique la nécessité de construire le système de santé sur la base des principes de la rationalité, mais en tenant compte de l'affectif. Les offres de soins et la pratique de la médecine qui s'y exerce devraient ainsi accéder à la demande des individus qui se considèrent comme étant le point de rencontre d'un double système de solidarité, verticale et horizontale.

La production culturelle de chaque peuple, notamment la médecine, devrait être considérée comme la volonté par chacun de prendre l'autre comme son destin[100]. Les traumatismes du passée ne sont donc qu'une adresse à l'autre et, dans cette perspective, au lieu que la médecine traditionnelle se renferme en elle-même, elle s'invite au

---

[100] Nous profitons ici d'une lecture de l'ouvrage de DERIVOIS [D.] : *Psychodynamique du lien drogue-crime à l'adolescence. Répétition et Symbolisation,* L'Harmattan, Paris, 2004 pour montre l'importance de l'autre médecine dans le développement de chacune.

partage, principe qui saisit l'autre en son double sens d'altérité interne et d'altérité externe.

Le terme d'altérité interne concerne le destin de toute médecine, selon ses modalités épistémologiques propres : la rationalité pour la médecine universitaire et l'imaginaire pour la médecine traditionnelle. En termes d'altérité externe, c'est la prise en compte des capacités de l'autre, qu'il importe d'intégrer dans le processus de son développement : la médecine scientiste intègre l'imaginaire dans son geste soignant en respectant la religiosité des peuples tandis que la médecine traditionnelle intègre la rationalité dans toutes ses pratiques de soins sans pour autant perdre sa personnalité.

L'autre médecine

L'attitude de tolérance. Il s'agit tout simplement de considérer que l'imaginaire comporte une source de connaissance tout aussi complexe que la raison. C'est un préalable qui permet de penser à l'existence d'une « autre médecine » qui, en fait, s'accorde au mieux avec la perception universelle de la santé que prône l'Organisation mondiale de la santé (OMS).

En effet, l'OMS pose la santé comme une quête du bonheur, quête qui interpelle toutes les cultures du monde, en évitant qu'une rationalité exerce sa domination de manière absolue sur les autres. Dans cette perspective, l'Afrique n'a, jusqu'à présent, pas encore révélé l'immensité de ses possibilités multiples et variées dans le domaine concerné. Située entre rationalité et imaginaire, la médecine africaine est un axe de connaissances qui accompagne l'homme dans son désir d'être heureux.

Le médecin, quel que soit le système dans lequel on le prend, est un individu qui exerce son pouvoir en encadrant la vie dans la cité et dans le corps des uns et des autres. La société traditionnelle considère le nganga comme un être doué de pouvoirs, un individu inquiétant auquel on n'a recours dès lors qu'on est en difficulté. On le consulte pour avoir de la sérénité dans une démarche qui exige beaucoup d'efforts. Dans le cas des combats, la croyance veut qu'il soit capable de produit des gris-gris susceptible de vous rendre invulnérable ou tout simplement invisible par l'ennemi. On comprend l'expression récurrente dans la société gabonaise : « je vais laver le corps » ou « faire le blindage ». La connaissance du tradithérapeute dépasse le champ de la médecine. On peut se demander si l'utilisation qu'il fait de son corps, du feu et de la pluie fait de lui un sorcier, nous répondrons par l'affirmative à condition de ne pas entendre le concept de *sorcellerie* en son aspersion occidentale. On comprendra cependant que le sorcier est un homme puissant et non particulièrement un Dracula. Sa puissance lui donne de l'autorité sur les sorciers maléfiques. Et, quand la maladie se manifeste en l'homme, il a le pouvoir de la chasser et, par la suite, de protéger la victime. Ainsi, se justifient toutes les pratiques de fétichisme et de « blindage » ou le recours aux exorcismes que pratiquent nos concitoyens. En réalité, le pouvoir du sorcier est lié à la connaissance et son usage. Ceux qui utilisent la connaissance pour faire du bien sont des « nganga » et ceux qui font du mal sont des « sorciers ». Il suffit que l'on leur montre le secret, ils s'engageront sur la voie du mal.

Ce travail portant sur la réconciliation de la conscience avec la culture (traditionnelle et moderne) obtiendra des résultats efficients, cela, à condition de promouvoir un état de conscience et de manifester notre « capacité à déterminer les faits, à les rendre objectifs, par le recours éventuel à des mesures quantitatives, à identifier et à mettre en relation les données qui permettront de rendre intelligible le phénomène[101] » (JJ. Wunenburger). C'est de cette manière que l'on parviendrait à l'approfondissement de la connaissance anthropologique afin d'aboutir à la pleine appropriation de la nouvelle identité.

Dans cette perspective, comme c'est le cas dans *Melan et Christianisme,* la promotion de la culture et l'approfondissement de la foi passent par un dialogue : « il faut dialoguer avec ceux qui savent et qui pratiquent encore, dans la solitude, nos rites initiatiques et nos arts traditionnels[102] ». C'est dans cet esprit que nos ouvrages affrontent directement la problématique de la démarche initiatique, soit en tant que question *religieuse touchant à la psychanalyse,* soit en tant que *démarche pédagogique pour la formation de la conscience de l'homme*. Ce sont ces ouvrages qui illustrent de manière pertinente, la démarche théorique que nous utilisons pour l'élaboration de nos recherches et l'écriture de nos textes. Cette méthode consiste à recueillir des récits de vie – des témoignages, à provoquer des discussions dans un corps de garde afin de recueillir des avis.

On se met à l'écoute des maîtres initiateurs et des initiés. C'est la phase d'identification qui fonde la collecte des données à analyser. De façon schématique cette **démarche consiste à identifier, à répertorier, à réévaluer et à promouvoir la médecine traditionnelle à partir d'une confrontation de ces valeurs** au mode des réalités de la modernité.

---

[101] WUNENBURGER (JJ.) : *Philosophie des images,* PUF, Paris, 1997, p. XI.

[102] NGWA NGUEMA (N.) et al : *Melan et Christianisme,* L'Harmattan, Paris, 2011, p.45.

L'originalité de cette démarche réside dans le fait que, contrairement aux psychanalystes qui interprètent les phénomènes, nous nous gardons de faire de la surinterprétation. Certes, nous défendons nos convictions religieuses, mais nous reconnaissons qu'au-delà de sa pratique religieuse, Dieu inspire l'homme. C'est pour cette raison que le syncrétisme, cet appauvrissement des valeurs auquel aboutissent les rites initiatiques, est un moment de la rencontre entre la culture occidentale, la foi catholique et les traditions africaines. La seule manière de contourner cet écueil, c'est d'amener les uns et les autres à éviter, dans le domaine de la foi, des raccourcis qui conduiraient à un œcuménisme fâcheux.

L'écoute pour un dialogue fructueux

Faisant le même métier que Socrate, notre méthode est de rechercher à d'identifier toutes les pratiques analogues et remplissant les mêmes fonctions. Mettant par exemple les rebouteux avec les services de traumatologie obstétrique et les psychanalystes avec les tradipraticiens donc la spécialité est de traiter les maladies psychologiques. Notre travail a donc été de prendre le risque que pouvait prendre le visage de ce père de la philosophie, la maïeutique, c'est-à-dire interroger les initiés et les maîtres de la société traditionnelle. Tous avaient un rapport avec la sorcellerie : ou il pratiquait de la sorcellerie ou il luttait contre les activités des mauvais sorciers. Dans tous les cas, chacun avait le pouvoir d'agir dans le monde de la nuit et pouvait intervenir pour prévenir un danger.

Nous dialoguions avec ceux qui connaissent et maîtrisent le savoir et savoir-faire traditionnel du domaine de la médecine traditionnelle et des rites initiatiques gabonais. Cette démarche d'humilité vise à répondre à une préoccupation contenue dans notre ouvrage *imaginaire de la maladie au Gabon. Approche épistémologique*[103].

En dialoguant avec les connaisseurs de la médecine traditionnelle, l'objectif est de comprendre leurs techniques de guérison, de les examiner en vue de les actualiser scientifiquement et de permettre aux décideurs d'élaborer des stratégies pertinentes pour un système de santé publique correspondant au mieux au génie culturel des populations bantoues. Si l'objectif d'une telle recherche consiste en l'introduction des pratiques soignantes de la médecine traditionnelle dans le système de santé publique, il ressort que la nécessité d'une reconnaissance juridique de la médecine traditionnelle passe par un impératif. Celui-ci relève de la méthode anthropologique :

> *En premier lieu, recenser les différentes pratiques soignantes qui existent en République gabonaise et répertorier les thérapeutes qui sont compétents, du moins reconnus comme tels, dans ces pratiques. En deuxième lieu, il est nécessaire de déterminer les limites de chaque tradithérapeute, en mettant en lumière les remèdes ou maladies dont ils ont le secret, afin d'éviter le charlatanisme*[104].

Cette orientation comporte une finalité épistémologique qui vise à examiner scrupuleusement les connaissances détenues par les tradithérapeutes. Ces connaissances, dans l'état actuel de nos recherches, sont utiles dans la prise en charge psychologique et culturelle des patients.

Le dialogue des cultures que nous proposons comme méthode de travail implique, non pas que nous amenions

---

[103] MVONE NDONG [S.-P E] : *Imaginaire de la maladie au Gabon. Approche épistémologique,* L'Harmattan, Paris, 2007.

[104] MVONE NDONG [S.-P E] : *Imaginaire de la maladie au Gabon. Approche épistémologique,* L'Harmattan, Paris, 2007, pp. 21-21.

absolument les connaisseurs des savoirs endogènes à adhérer à la rationalité ou que nous quittions la rationalité pour nous engouffrer dans l'imaginaire, mais à accepter d'être déstabilisé par la rencontre des rationalités. **Une telle démarche d'humilité se présente comme une invitation à sortir de nos certitudes arrogantes pour intégrer l'autre, c'est-à-dire sa vision de la réalité, dans la nôtre.** Ainsi, intellectuellement et spirituellement, l'homme de science entre en communication interculturelle avec le génie culturel des populations qu'il veut servir.

Conclusion

L'étude de la rationalité médicale dans le système de santé gabonais nous fonde à penser que le rapport entre science et société rendrait raison, au regard des représentations culturelles de la santé, au sein de la rationalité, de la demande de « supplément d'âme » en résonance dans le monde médical.

Toute cette recherche, de la thèse aux derniers écrits, comporte un enjeu pédagogique déterminant. Celui-ci consiste à faire face à tous ces défis, de mettre en place des structures – réseaux et formations universitaires – grâce auxquelles nous pouvons envisager le développement des savoirs et des compétences entre culture et société. Il s'agit précisément de travailler à l'établissement, dans un avenir très proche, des liens durables et explicites entre les instituts de recherche scientifique, le ministère de la Santé, les Universités et les structures hospitalières.

Il nous est donc apparu que la médecine, comme objet philosophique, est d'abord une réalité culturelle, c'est-à-dire la manière dont un peuple donne une réponse à ses préoccupations. Sans faire offense à personne, nous dirons qu'étant entendu que chaque communauté se préoccupe du corps et qu'elle met en place des personnes spécialisées pour l'entretenir, la médecine n'est pas le fait de quelques individus. Elle est, comme le souligne Jean-Jacques Wunenburger, avant tout « l'ensemble spécialisé des savoirs et savoir-faire nécessaires aux soins du corps humain, qui commence par le souci de bien se porter chaque jour et s'achève par les intentions les plus sophistiquées pour maintenir en vie un corps souffrant et menacé [105]». Cette approche nous ouvre vers un

[105] WUNENBURGER [J.-J.] : *Imaginaires et rationalité des médecines alternatives,* Les Belles Lettres, Paris, 2006, p. 17

multiculturalisme qui pose la médecine comme un objet de dialogue interculturel et d'échange.

Car, toute médecine est caractéristique de la vision du monde de la culture, de ses acteurs. Elle véhicule des valeurs épistémologiques et éthiques que sa culture d'origine offre pour l'enrichissement d'un patrimoine de l'humanité. En ce sens, parce que la médecine est toujours un pan culturel d'une société déterminée, on ne parlera pas d'une médecine universelle dont les pratiques feraient l'unanimité, vu que chaque peuple a sa vision de l'homme et de la maladie. Cela ne voudrait pas dire que celui qui appartient à une autre culture différente de celle des praticiens ne puisse accéder aux soins dans un système culturel différent du sien

Nous précisons seulement que l'analyse des questions d'éthique, la construction de l'épistémologie médicale multiculturaliste, imposent une professionnalisation des pratiques soignantes en rapport avec les cultures que l'on rencontre dans une même communauté.

Ainsi, sur un point de vue épistémologique, il est désormais nécessaire de maximiser les performances de la médecine traditionnelle en vue de produire une nouvelle génération de tradithérapeutes qui auront à cœur d'appuyer certaines de leurs pratiques thérapeutiques par une méthode expérimentale qui a fait ses preuves en chimie, en biologie et dans la médecine scientifique.

Nous sommes, de la sorte, cohérents avec une philosophie qui nous évitera d'avoir un système de santé où les pratiques soignantes sont en guerre les unes contre les autres. Nous n'aurons donc pas « d'un côté une médecine scientifique se vantant d'incarner la rationalité, et de l'autre une médecine traditionnelle véhiculant les pires fictions ou illusions [106]», mais une médecine

[106] *Ibidem.*

constituée des valeurs de l'une et de l'autre. C'est dans cette perspective que l'Afrique sortira de la fracture scientifique en tirant avantage de la richesse de son environnement naturel (forêts, savane, etc.). Elle ira ainsi progressivement vers une dynamique opératoire permettant, entre autres, de former les utilisateurs des plantes sous la forme de cataplasme ou de décoction pour qu'ils puissent, par eux-mêmes, améliorer les médicaments qu'ils produisent. Sachant, par exemple, que la forêt gabonaise présente une étonnante variété de la flore (comprise entre 6.000 et 10.000 espèces répertoriées) et que les guérisseurs ou nganga en connaissent diverses utilisations, il est nécessaire de les mettre en situation de valorisation réciproque avec les chercheurs en pharmacognosie, en écologie, en biologie végétale. L'Afrique n'a pas de choix. Sa phytothérapie et sa pharmacopée traditionnelles réclament un fondement scientifique, point nodal d'échange ou de collaboration entre scientifiques et traditionalistes.

Au total, notons que cette recherche sur la rationalité, depuis notre thèse jusqu'à nos récents travaux, aboutit à un résultat qui est de quatre ordres, à savoir : des avancées dans le système national de recherche scientifique, institutionnelle, éducative ou pédagogique et organisationnelle :

La première consiste dans la réalisation du projet d'un centre de recherche : Centre Gabonais de Recherche en Éthique et Santé (CEGARES). Celui-ci existe pour répondre aux différents défis que l'évolution actuelle de notre monde lance à la réflexion en général et à la philosophie en particulier. Par les séminaires, les ateliers et les colloques qu'il organise, le système de recherche gabonais devient plus visible dans un contexte où l'université n'organise pas régulièrement des conférences publiques.

La deuxième est que, à partir de nos travaux, débats télévisés, colloques, le gouvernement de la République a fini par mettre en place, à la suite de notre deuxième colloque organisé en 2007, un Conseil National d'Éthique pour la Recherche au Gabon.

La troisième consiste dans l'introduction de l'éthique médicale et des sciences humaines et sociales dans le programme de formation des infirmiers à l'INFAS, des sages-femmes, des techniciens en biologie et des médecins, à l'Université des Sciences de la Santé. Notons aussi la demande de formation qui s'exprime actuellement en milieu professionnel : les pharmaciens s'organisent pour créer, à Libreville, un centre de perfectionnement et de formation pour les vendeurs en pharmacie. Dans leur programme, l'éthique et l'épistémologie occupent une place de choix.

S'agissant du quatrième point, nous nous accordons avec F. Dagognet pour affirmer que : « Toute la médecine réside selon nous dans cette volonté, écrit-il dans *Philosophie de l'image* : d'inventer les moyens qui permettent d'explorer, de repérer et de visualiser les profondeurs[107] ». Autrement dit, nous avons pris conscience que l'intervention en médecine implique désormais des techniques alternatives ou complémentaires les unes des autres. Dans ce cas, le contexte multiculturel requiert une prise en charge non seulement multidisciplinaire des affections dans le champ même de la médecine scientifique, mais aussi l'apport de la médecine traditionnelle pour soutenir l'action du médecin. C'est dans cette perspective que nous avons mis à contribution nos talents de communicateur pour créer des liens entre les universités, les hôpitaux et laboratoires du

---

[107] DAGOGNET [F.] : *Philosophie de l'image*, Vrin, Paris, 1984, p. 98.

Gabon avec d'autres universités, instituts et centres de recherches français, allemands et burkinabés pour que les chercheurs puissent échanger leurs expériences dans les sujets relevant de la santé et de l'éthique en Afrique.

Nous avons donc participé à la construction d'un réseau interétablissement, interuniversitaire, international, mettant en relation des chercheurs en santé qui travaillent en synergie. Et ces membres sont : des médecins de différentes structures hospitalières de Libreville, des pharmaciens, des infirmiers, des sages-femmes, des anthropologues, des théologiens, des sociologues, des philosophes et des tradipraticiens qui se mobilisent autour de nos activités de recherche.

Ce réseau prend appui sur un autre réseau extérieur français partenaire : le Réseau Interdisciplinaire Santé, Éthique et Société (RISES), très actif sur le pôle universitaire lyonnais (France). Celui-ci est souvent associé aux programmes scientifiques nationaux (colloques, séminaires, ateliers) organisés par le CEGARES en partenariat avec le CENARES.

Bibliographie

BLONDEL (Ch.) : *La mentalité primitive,* Paris, Librairie Stock, 1926.

CAMARA (L.) : l'enfant *noir,* Plon 1953.

ELELAGHE-NZE (J-P) : *De l'« aliénation "à l''authenticité » ? ... Problématique missionnaire et affrontement culturel au Gabon : l'exemple des Fang,* Thèse de doctorat de 3e cycle, Université des Sciences humaines de Strasbourg, 1977.

JANH (J), *Muntu. L'homme africain et la culture néo-africaine,* Paris, Seuil (1958 ?).

HEBGA (M) : Croyance *et guérison,* Éd. CLE, Yaoundé, 1973.

HEBGA (M) : '*Efficacité symbolique et guérison'* in P. Hebga et coll. *Croyance et guérison,* Éd. CLE, Yaoundé, 1973.

LUNEAU (R.) : *Comprendre l'Afrique,* Paris, Karthala, 2002.

NATHAN (T) : *Nous ne sommes pas seuls au monde,* Paris, éd. Les Empêcheurs de penser en rond/Le Seuil, 2001.

NATHAN (T.) : *manifeste pour une psychopathologie scientifique*, médecins et sorciers, Paris, Les Empêcheurs de penser en rond, 1999.

NGWA (N) : *Église du Gabon lève-toi et marche,* col. Nouvelle évangélisation, Kinshasa, 1995.

GRIAULE (M) : *Dieu d'au. Entretiens avec Ogotemmêli*, Paris, Fayard, 1966.

PELLEGRIN (M. L.) : *Imaginaire et symbolisme dans la définition du remède,* in La philosophie du remède, Champ Vallon, 1993.

RETEL-LAURENTIN (A) : *Sorcellerie et Ordalies...,* Paris, éd. anthropos, 1974.

STENGERS (I) : *La Volonté de faire science,* Paris, Les Empêcheurs de Penser en Rond, 1992.

SENGHOR (*L.S.*) : *Liberté, Négritude et humanisme*, Paris, Seuil, 1966.

TEMPELS (P) : *La philosophie bantoue,* Paris, Présence Africaine, 1965.

TRINCAZ (J) : *Colonisations et religions en Afrique noire,* Paris, éd. L'Harmattan, 1981.

WARENGHEM (G) : *Quelle communauté ? Avec quel prêtre ? Une expérience africaine,* Texte ronéoté, 2001.

ERNY (P) : *L'homme divers et un : Positions en anthropologie*, L'Harmattan, 2001.

KANT (E) : Critique *de la faculté de juger,* Paris, Vrin, 1979.

NGWA NGUEMA Noël, *Rites initiatiques gabonais à la rencontre de l'Evangile*, Baobab, Kinshasa, 2000.

NATHAN (T) : *manifeste pour une psychopathologie scientifique*, in *médecin et sorciers*, les Empêcheurs de penser en rond, éd. sanofi-synthélabo, 1999.

NATHAN Tobie, *Nous ne sommes pas seuls au monde*, les Empêcheurs de penser en rond, Seuil, 2001.

NATHAN (T) et al : *La guérison yoruba,* Paris, éd. Odile Jacob, 1998, 333

RAPONDA WALKER (A) et al : Rites et initiations gabonais, Libreville, éd. Raponda, 1990.

TEMPELS (P) : *La philosophie bantoue,* Présence Africaine, 1947

SENGHOR (L) : *Liberté 1 — Négritude et humanisme,* Seuil, 1964.

GUERNIER (E.) : L'apport *de l'Afrique à la pensée humaine*, Payot, 1952.

NGWA NGUEMA (N) : *L'image négro-africaine*, thèse de doctorat 3ème cycle, Université de Strasbourg II, 1977.

Table des matières

Santé et Médecine

aux éditions L'Harmattan

Dernières parutions

MAL DE MÈRE ET MAUX D'ENFANTS
Robert Jacques - Préface d'Olivier Revol
S'appuyant sur quarante ans d'expériences cliniques, Jacques Robert, pédiatre, décortique ici les maladies les plus fréquentes du petit enfant. Son but est d'accompagner les mères pour une prise en charge de l'enfant, quand celui-ci n'est pas comme d'habitude : - Pourquoi mon bébé pleure-t-il ? - L'éruption dentaire est-elle responsable de pathologie ? Faut-il diversifier précocement l'alimentation ? Que faire avant de consulter le médecin si mon enfant tousse, a de la fièvre, mal au ventre... ?
(Coll. Éthique et pratique médicales, 17.00 euros, 172 p.)
ISBN : 978-2-343-04066-0, ISBN EBOOK : 978-2-336-35927-4

LOI ET ADDICTION
Quand l'addiction impose sa loi, quelle loi pour l'addiction ?
Christian Colbeaux (dir.)
La stigmatisation des substances psychotropes n'empêche pas l'industrie d'abreuver nos concitoyens de benzodiazépines, toutes aussi addictives. La loi républicaine serait-elle clivée ? Les lois édictées de par le monde font la fortune de mafias qui menacent la démocratie. Quelle législation pour l'addiction ? Le langage instaure l'être parlant comme sujet au désir, dont la satisfaction ne peut être qu'interdite. Donc manquée, assurant ainsi la pérennité de la quête de jouissance. L'addiction déroge-t-elle à la loi symbolique ?
(16.50 euros, 164 p.)
ISBN : 978-2-343-04295-4, ISBN EBOOK : 978-2-336-35783-6

RAPPORT LAROQUE
Commission d'étude des problèmes de la vieillesse du Haut comité consultatif de la population et de la famille
Laroque Pierre - Préambule Bernard Ennuyer, Daniel Reguer, Laurent Giroux – Préface Anne-Marie Guillemard - Postface Rolande Ruellan
Le rapport Laroque représente un tournant dans les orientations de la politique en direction des personnes âgées. Il nous a donc paru indispensable de rééditer ce rapport que les acteurs du secteur social et médico-social connaissent mais que peu ont lu. Nous avons, en outre, ajouté à cet ouvrage le rapport d'information, publié en juillet 1961 (aujourd'hui introuvable), « sur la prolongation du temps moyen de la vie face aux problèmes de l'emploi et de la retraite » par J.-R. Debray.
(Coll. Effiscience, 40.00 euros, 448 p.)
ISBN : 978-2-343-03058-6, ISBN EBOOK : 978-2-336-35865-9

DE NEZ À NEZ
Histoire du nez
Bouton Vincent
Cet ouvrage propose de découvrir le nez, à travers l'histoire, la mythologie, l'histoire de la médecine, des anecdotes et des figures célèbres comme Louis XIV ou Sigmund Freud. Vincent Bouton, chirurgien ORL signe ici son troisième pensum sur le nez et la rhinologie.
(Coll. Médecine à travers les siècles, 14.50 euros, 150 p., Illustré en noir et blanc)
ISBN : 978-2-343-04429-3, ISBN EBOOK : 978-2-336-35878-9

MÉDECINE (LA) AU CŒUR DE LA NOUVELLE ÉCONOMIE
Persoons Dominique
Revendiquant le rôle incontournable et central des médecins au sein de l'économie sanitaire, l'auteur regrette qu'ils soient exclus du management de l'Assurance-Maladie. Probablement, la médicalisation du monde va s'accélérer, sans doute au détriment d'autres icônes de la société de consommation, comme la grosse voiture ou la belle maison. Le XXIe siècle, siècle de la médecine génomique et personnalisée, va-t-il faire des progrès sans les médecins ? L'Économie de la Santé va bouleverser les idéologies en place.
(33.00 euros, 324 p.)
ISBN : 978-2-343-04111-7, ISBN EBOOK : 978-2-336-35686-0

MIGRATIONS EN BLANC
Médecins d'est en ouest
Sous la direction de Anna Krasteva et Despina Vasilcu.
Préface de Catherine Wihtol de Wenden
La Roumanie et la Bulgarie se sont inscrites dans le nouveau contexte d'élargissement de l'UE avec une intensification de la migration des professionnels de santé. L'ampleur prise par la migration des médecins roumains et bulgares est liée à l'effondrement économique et à la dégradation de la qualité de vie dans ces deux pays. Cette situation a des effets négatifs sur les systèmes de santé et sur l'accès aux soins pour la population.
(Coll. Local et Global, 24.00 euros, 242 p.)
ISBN : 978-2-343-03831-5, ISBN EBOOK : 978-2-336-35361-6

SANTÉ ET JUSTICE
Savoirs et pratiques
Sous la direction de Paul Mbanzoulou et Philippe Pottier
Ces contributions abordent la question, de plus en plus vive, du soin contraint. Elles traitent aussi des questions relatives à l'entrée, matérielle et symbolique, de la prison dans l'hôpital ; à la collaboration entre les personnels de santé et les personnels pénitentiaires ; aux conditions d'application de la suspension de peine pour raisons médicales ; au soin psychiatrique en détention ; au secret partagé et au partage opérationnel d'informations.
(Coll. Criminologie, série Champ pénitentiaire, 19.00 euros, 184 p.)
ISBN : 978-2-343-03828-5, ISBN EBOOK : 978-2-336-35486-6

SUPPLICE (LE) DE TANTALE
Apprivoiser la recto-colite hémorragique
Dumoulin Dana
A 14 ans, Dana Dumoulin développe une maladie inflammatoire chronique de l'intestin. Cet ouvrage retrace 30 ans de combat pour retrouver une vie normale. C'est sa passion du dessin qui l'aidera à transformer sa souffrance en création, mais surtout sa rencontre avec un médecin avant-gardiste. Dans ce récit intimiste, illustré de croquis, de dessins et de poèmes, elle propose de partager son vécu avec les malades et leurs familles et de leur apporter un message d'espoir.
(Coll. Mouvements des Savoirs, 25.00 euros, 244 p., Illustré en noir et blanc)
ISBN : 978-2-343-04226-8, ISBN EBOOK : 978-2-336-35532-0

ÉDUCATION ET SANTÉ
Des pratiques aux savoirs
Sous la direction de Séverine Parayre et Alexandre Klein
Préface de Georges Vigarello
À partir des contributions de chercheurs de différentes disciplines, cet ouvrage propose une réflexion inédite sur les enjeux sociaux et scientifiques soulevés, en France comme à l'étranger, par les nouvelles problématiques de santé en éducation et en formation mais également sur l'impact des enjeux éducatifs dans les questions de santé. Les racines historiques et philosophiques de l'union entre santé et éducation ne sont pas oubliées.
(Coll. Savoir et formation, 25.00 euros, 242 p.)
ISBN : 978-2-343-03957-2, ISBN EBOOK : 978-2-336-35348-7

PSYCHIATRIE (LA) FRANCOPHONE
Pour une psychiatrie humaniste
Delteil Pierre - avec la collaboration de Jean Garrabé
La psychiatrie francophone adhère aux principes spécifiques de la francophonie qui reconnaît la prééminence des valeurs humanistes sur la puissance de l'économie (caractéristique de la culture anglo-saxonne) et privilégie en matière de psychiatrie les idées d'équité, de générosité, de fraternité, associés à des recherches scientifiques de haut niveau.
(Coll. Psyché de par le monde, 27.00 euros, 288 p.)
ISBN : 978-2-343-03602-1, ISBN EBOOK : 978-2-336-35494-1

ESSAIS CLINIQUES DANS LES PAYS DU SUD : ENTRE IMPÉRIALISME ÉTHIQUE ET RELATIVISME MORAL ?
Béréterbide France
Nombre de « scandales éthiques » ont émaillé l'actualité de la recherche clinique dans les pays du Sud. L'objet de cet ouvrage est de soutenir que l'éthique de la recherche peut et doit être replacée dans son contexte mais que cette contextualisation ne passe pas par la conception de « standards éthiques » moins exigeants dans les pays du Sud, mais par un « acclimatement » à ceux-ci.
(Coll. Éthique et pratique médicales, 25.00 euros, 250 p.)
ISBN : 978-2-343-03578-9, ISBN EBOOK : 978-2-336-35508-5

SANTÉ ET DÉVELOPPEMENT EN AFRIQUE SUBSAHARIENNE
La maladie : approche historique, d'hier à aujourd'hui
Tchero Joachim
Préface de Jean-Claude Djereke
Cet ouvrage questionne l'action médicale occidentale en Afrique subsaharienne. S'il reconnaît que l'effort consenti par l'Occident n'est pas à nier, il remet en cause les résultats sur le terrain, faute de coordination systématique entre les divers déterminants de la santé. Pour l'auteur, la médication doit être considérée dans ses liaisons non seulement avec la science mais aussi avec le culturel (croyance, organisation et fonctionnement des relations sociales).
(Harmattan Côte d'Ivoire, Coll. Harmattan Côte-d'Ivoire, 24.00 euros, 248 p.)
ISBN : 978-2-343-03882-7, ISBN EBOOK : 978-2-336-35429-3

CIRCONCISION (LA) EN QUESTION
Sous la direction de Monique Lise Cohen
Le 1er octobre 2013, l'Assemblée parlementaire du Conseil de l'Europe adoptait la résolution 1952 et la recommandation 2023 classant la circoncision parmi les «violations médicalement non justifiées de l'intégrité physique des enfants». En mars 2014, elle renonça à s'engager dans cette voie d'interdiction de la circoncision. C'est devant l'inquiétude suscitée par la première recommandation que l'AJLT et la LICRA ont décidé d'organiser un colloque sur ces questions.
(Éditions Orizons, 14.00 euros, 134 p.)
ISBN : 978-2-336-29873-3, ISBN EBOOK : 978-2-336-35613-6

CHIRURGIE. L'ENVERS DU DÉCOR
(nouvelle édition)
De la Caffinière Jean-Yves
Confrontés à des tâches administratives toujours plus exigeantes, sous la menace d'une judiciarisation galopante, les chirurgiens français s'interrogent sur leur avenir de praticiens. Ce livre fait état d'une expérience toute personnelle, qui s'attache à donner au lecteur non averti les réalités qui se cachent derrière l'image trop souvent réductrice du personnage chirurgien.
(15.50 euros, 154 p.)
ISBN : 978-2-343-04093-6, ISBN EBOOK : 978-2-336-35513-9

ODONTOLOGIE MÉDICO-LÉGALE ET SERIAL KILLERS
La dent qui en savait trop
Riaud Xavier, Brousseau Philippe
Les auteurs de ce livre, tous deux dentistes, nous livrent ici le résultat de leur enquête. Ils mettent en évidence les tueurs en série qui ont pu être arrêtés après avoir laissé des traces de morsure sur le corps de leurs victimes, une fois identifiés leur ADN salivaire ou bien leurs dents. Au cours de véritables récits relatant l'histoire et les investigations policières qui ont conduit à l'arrestation de ces meurtriers, cette étude remonte aux premiers tueurs connus.
(Coll. Médecine à travers les siècles, 32.50 euros, 318 p., Illustré en noir et blanc)
ISBN : 978-2-343-04207-7, ISBN EBOOK : 978-2-336-35647-1

L'HARMATTAN ITALIA
Via Degli Artisti 15; 10124 Torino

L'HARMATTAN HONGRIE
Könyvesbolt ; Kossuth L. u. 14-16
1053 Budapest

L'HARMATTAN KINSHASA
185, avenue Nyangwe
Commune de Lingwala
Kinshasa, R.D. Congo
(00243) 998697603 ou (00243) 999229662

L'HARMATTAN CONGO
67, av. E. P. Lumumba
Bât. – Congo Pharmacie (Bib. Nat.)
BP2874 Brazzaville
harmattan.congo@yahoo.fr

L'HARMATTAN GUINÉE
Almamya Rue KA 028, en face
du restaurant Le Cèdre
OKB agency BP 3470 Conakry
(00224) 657 20 85 08 / 664 28 91 96
harmattanguinee@yahoo.fr

L'HARMATTAN MALI
Rue 73, Porte 536, Niamakoro,
Cité Unicef, Bamako
Tél. 00 (223) 20205724 / +(223) 76378082
poudiougopaul@yahoo.fr
pp.harmattan@gmail.com

L'HARMATTAN CAMEROUN
BP 11486
Face à la SNI, immeuble Don Bosco
Yaoundé
(00237) 99 76 61 66
harmattancam@yahoo.fr

L'HARMATTAN CÔTE D'IVOIRE
Résidence Karl / cité des arts
Abidjan-Cocody 03 BP 1588 Abidjan 03
(00225) 05 77 87 31
etien_nda@yahoo.fr

L'HARMATTAN BURKINA
Penou Achille Some
Ouagadougou
(+226) 70 26 88 27

L'HARMATTAN SÉNÉGAL
10 VDN en face Mermoz, après le pont de Fann
BP 45034 Dakar Fann
33 825 98 58 / 33 860 9858
senharmattan@gmail.com / senlibraire@gmail.com
www.harmattansenegal.com

L'HARMATTAN BÉNIN
ISOR-BENIN
01 BP 359 COTONOU-RP
Quartier Gbèdjromèdé,
Rue Agbélenco, Lot 1247 I
Tél : 00 229 21 32 53 79
christian_dablaka123@yahoo.fr

Achevé d'imprimer par Corlet Numérique - 14110 Condé-sur-Noireau
N° d'Imprimeur : 114269 - Dépôt légal : décembre 2014 - *Imprimé en France*

www.ingramcontent.com/pod-product-compliance
Lightning Source LLC
LaVergne TN
LVHW010933061026
849535LV00007B/2371